성형을 생각하는 당신에게

초판 1쇄 발행 | 2021년 11월 15일

지은이 이주혁
발행인 한명선

편집 김종숙 **마케팅** 배성진 **관리** 박미실
디자인 모리스

주소 서울시 종로구 평창길 329(우편번호 03003)
문의전화 02-394-1037(편집) 02-394-1047(마케팅)
팩스 02-394-1029
전자우편 saeum98@hanmail.net
블로그 blog.naver.com/saeumpub
페이스북 facebook.com/saeumbooks
인스타그램 instagram.com/saeumbooks

발행처 (주)새움출판사
출판등록 1998년 8월 28일(제10-1633호)

ⓒ 이주혁, 2021
ISBN 979-11-90473-69-9 03510

• 잘못된 책은 바꾸어 드립니다.
• 책값은 뒤표지에 있습니다.

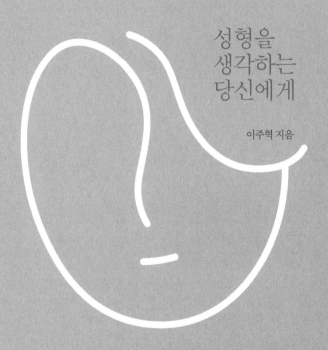

성형을
생각하는
당신에게

이주혁 지음

새움

차례

일러두기

1. 인명, 지명, 의학 용어 등은 '외래어 표기법'을 따르되 관용적 표기와 동떨어진 경우 절충하여 실용적 표기에 따랐다.
2. 영화와 방송 프로그램 제목, 잡지와 신문 등의 매체명은 〈 〉로 표기했고, 단행본의 제목은 『 』로 표기했다.
3. 사전에 저작권자의 허가를 얻지 못한 도판은 저작권자와 연락이 닿는 대로 사용 허가 절차를 밟을 예정이다.

성형은 허영이 아니다

성형도 치료일까?

치료란 무엇일까? 의료적으로 어떠어떠한 '문제'들을 해결하려는 행동일 것이다. '치료'의 대표적인 경우는 병 걸려 아픈 사람이나 다친 사람의 '문제'를 해결하는 것이다. 이외에 선천적으로 타고난 문제, 즉 기형을 교정하는 것이나 노화로 몸이 퇴행해 생기는 문제들에 대처하는 것도 치료이다.

그렇다면 성형은 어떤 '문제'를 해결하는 의료 행위일까? 미용을 목적으로 하는 성형도 치료라고 볼 수 있을까?

어떤 사람은 아무런 '문제'가 없는데 왜 몸에 칼을 대어 신체를 변형시키느냐고 공격하며, 성형을 그저 여성들의 허영심의 발로라고 평가하기도 한다. 누군가는 아름다워진 신체를 보여주려 성형하는 사람들의 마음이 굳이 꼭 필요하지 않은데도 돈을 주고 뭔가를 사서 과시하려는 욕망과 닮아 있는 것 아니냐고 비판한다. 그러나 미용 성형을 받으려는 사람들을 막상 접해보면 그런 허영심이나 과시욕보다는 자신에게 느끼는 결핍감을 성형을 통해 채우려는 경우가 대부분이다.

1990년대, 내가 학생이었던 때는 성형하는 사람들은 사회적으로 극히 일부인 데다 대부분이 여성이었다. 당시 어른들은 그런 여성들에 대해서 지극히 고리타분한 평을 하곤 했다. "배부르고 등 따시니까 별짓을 다 하는 거지." 즉 미용 성형을 받는 여성에 대해 "아무 문제가 없는데 뭔가 더 해보려는 사람"이라고 본 것이다. 그런데 이런 평가에 있어 "아무 문제가 없는"이라는 전제가 잘못됐다.

WHO(세계보건기구) 헌장에는 건강을 "질병이 없거나 허약하지 않은 것 외에 신체적, 정신적, 사회적으로 완전히 안녕한 wellbeing 상태"라고 정의하고 있다. 우리가 일상적으로 '아프다'라고 하는 것은 단지 신체적으로 안녕하지 못한 것을 의미하나, 정신적, 사회적으로 안녕하지 못한 상황들은 그보다 훨씬 더 포괄적이다.

예컨대 정수리에 탈모가 심해진 20대 여성이 있다고 치자. 물론 탈모는 신체적 문제이다. 그러나 그녀는 정신적으로, 사회적으로 상당히 심각한 문제를 호소하게 된다. 머리 모양을 마음대로 못할 뿐 아니라, 모자를 쓰지 않으면 정상적인 사회생활이 어려워질 수 있다. 모자를 쓰고 나갈 수 없는 중요한 의식이나 행사는 또 어쩔 것인가. 결국 그녀는 자신이 원하는 사회적 활동에서 자주 소외되고 위축될 것이다.

다른 예로 앞니가 많이 튀어나와 있는 학생이 있다고 치자. 그는 입을 활짝 벌리고 이를 드러내면서 웃지 못한다. 청소년기에 친구들에게서 많은 놀림을 받았기 때문이다. 사람에 따라 이런 습관은 청소년기와 청년기를 지나 중장년기까지 일생을 규정짓기도 한다. 사람들은 활짝 웃지 않는 그를 표정이 늘 어둡고 공감 능력이 떨어진다고 평가하기 때문이다.

미간에 아주 깊은 주름이 있는 직장인이 있다면 어떨까. 그녀는 원래 쾌활한 성격이지만, 아무도 그녀의 본래 성격을 알지 못한다. 늘 심각하게 생각에 골몰해 있는 사람이라고 단정짓기 때문이다. 보는 사람마다 "너 무슨 걱정 있니?"라고 묻는다. 이런 것이 그의 사회생활까지 제약하고 결정짓는다. 그녀는 늘 심리적으로 스트레스를 받는다.

이런 상태들을 "완벽히 건강하다, 완전히 안녕하다"라고 말할 수는 없다. 따라서 미용 성형 역시 WHO 헌장에 준거해 사람의 건강을 목적으로 한다고 볼 수 있다. 미용 성형도 개인이 느끼는 '결핍'을 치유하기 위한 문제의식이 그 출발 지점이다. 질병도 상해도 없지만, 그렇다고 그 사람이 어떤 '결핍'도 없다고 말할 수는 없다. 그러한 결핍을 해결하기 위해 미용 성형이 존재하는 것이다.

따라서 미용 성형은 허영심을 부추겨서 필요 없는 것을 하도록 만드는 '충동구매'와는 다르다는 것을 인식해야 한다. 물건을 취득하는 소비 행위는 필수품을 취득하기 위한 경우 외에도 때로 필요하지 않은 물건을 단지 구매욕 때문에 취득하는 경우가 있다. 하지만 치료 의료를 필수 소비라고 놓고, 미용 의료는 불필요한 소비라고 치환해선 안 된다. 그럼에도 미용 성형을 그런 식으로 몰아붙여 온 성형업계의 잘못된 관행이 현실에 만연해 있다.

다시 말하지만, 성형의 목적은 그 사람의 '결핍감'에서 출발해 그러한 문제를 해결하고 행복감을 주는 것이어야 한다. 성형을 허영심에 기반을 둔 소비로 생각하고 성형 아이템 끼워팔기, 공동구매 성형 등 이것저것 '구매'하도록 유도하는 것은 성형의 목적에 어긋나며, 업계의 경제적 이윤 창출에 이용될 뿐이다. 실제로 미용 성형업계에서는 부추기고 판촉하는 일이 너무나 흔해서, 지금은 그게 정상적인 모습인 것처럼 간주하는데 이는 매우 위험한 일이다. 이런 상황에서 벗어나 미용 성형이 정상화되고 본래의 의의가 살아나려면, 무엇보다도 미용 성형의 의미에 대한 사회적 공유가 먼저 이뤄져야 한다.

한국 성형의 진실은 불편해

유동성이 있는 말랑한 겔gel을 실리콘 주머니에 집어넣어 여성의 유방 모양을 본뜬 제품이 1962년경 미국 텍사스에서 탄생했다. 의사 프랭크 게로우와 토머스 크로닌은 인간의 유방 모양을 성형하기 위해 아이디어를 내긴 했지만, 이 엉성한 보형물이 성형수술의 역사를 바꾸어버릴 줄은 미처 몰랐다. 당시 세계 최대의 실리콘 업체 다우 코닝에서 이 역사적인 인류 첫 인공유방 보형물을 생산했다.

그전까지 수많은 여성이 의사들에게 가슴 성형을 요청해 왔으나, 당시의 수술법은 파라핀이나 액체 실리콘을 주사기에 담아 가슴에 주입하는, 정말 무모하고도 위험천만한 행위들뿐이었다. 이런 물질들은 종종 몸속을 여기저기 옮겨 다니며 피부 또는 조직의 괴사를 초래하곤 했다. 염증 등이 생기면 제거할 방법도 없었다.

반면 다우 코닝의 실리콘 인공유방 보형물은 인체와 확실히 구별되어 존재하므로 필요 시 용이하게 제거할 수 있었다. 이러한 점은 의학적으로 혁명과도 같았다. 이 보형물은 미용 목적뿐 아니라, 유방암에 걸려 유방을 잃게 된 환자들의 재건 목적으로도 활발히 쓰이게 되었다. 성형수술의 신기원을 연 제품이 틀림없다.

그러나 당시 미국의 일부 페미니스트들은 이 인공유방 보형물을 환영하지 않았다. 당장 쓰레기통에 던져야 하는 여성 억압의 상징물이라고 비난한 사람도 있었다. 페미니스트들에게 있어 가슴 수술을 비롯해 성형수술을 받는다는 것은 역사적으로 여성을 억압해왔던 남성 중심 문화 이데올로기에 여성 스스로 굴복하는 것을 의미했다. 그런 사회적 압력에 저항해야 한다고 촉구했다.

그들의 이런 우려를 뒤로하고, 실리콘 보형물을 사용한 유방 성형수술은 미국을 포함해 전 세계로 빠르게 퍼졌다. 물론 가슴 성형뿐만 아니라 코 수술, 얼굴당김 수술Face lift, 지방흡입 수술 등 미용 목적의 수술 모두가 확산 일로에 있었다. 이에 대해 누구도 좋다, 나쁘다 가치판단을 쉽게 내릴 수 없었다.

내가 아는 한 미국이든 한국이든 중국이든, 어떤 문화권에서도 성형에 대해선 "그건 개인의 자유니까 제3자가 뭐라 할 일이 아니다"라는 생각에 머무르는 것 같다. 내가 성형수술과 관련해서 방문했던 거의 모든 나라가 다 마찬가지였다. 예나 지금이나 성형은 사회적으로 공론화할 문제가 못 되며, 개인적인 판단의 영역일 뿐이라고 생각하는 것 같다. 그러나 성형이 이렇게 일반화된 지금의 세태에서 이런 식의 논리대로만 간다면 성형의 부작용이나 의료사고 등으로 피해를 본 사람들에게 사회적으로 "어쩔 수 없다. 네 판단으로 한 일이니 네가 책임지는 수밖에 없다"라는 식의 결론으로 몰고 가게 된다. 실제로 이러한 시선 때문에 성형 피해자들은 공개적으로 그 문제를 호소하고 해결하지 못하는 경향이 있다. 성형에 관한 사회적 관심은 많은 데 비해 사회적인 공감대, 사회적 해결, 제도적 장치들은 매우 빈약한 것이다.

과연 성형이란 행위는 철저히 개인적 영역이라 공공의 관여는 일절 없어야 하는 걸까? 누구도 이에 대해 어떤 '가치판단'도 내릴 수 없는 것일까?

이 질문에 대한 답변은 쉬운 것이 아니다. 그러나 나는 성형에 대해 공공의 관여가 있어야 한다고 생각한다. 왜냐하면 성형은 이미 거대 '산업화'가 되어 있고 부작용과 후유 장해, 사망에 이르기까지 심각한 문제들을 계속 양산하고 있기 때문이다. 성형수술에 많이 쓰이는 수면 마취 약물(프로포폴)은 마약이나 다름없는데 당국의 무관심 속에 매우 급속하게 퍼졌다. 모두 미용 성형을 주로 하는 의원들에서 무분별하게 사용하다 보니 그렇게 된 것이다.

여기서 새로운 문제가 대두된다. 성형에 관한 판단을 주체적으로 내릴 진실한 정보는 과연 대중에게 전달되고 있을까? 성형 자체가 개인적 판단의 영역이라면, 그러한 판단에 이르는

프롤로그 : 성형은 허영이 아니다

과정이 얼마나 정확한 정보에 의해 합리적으로 되고 있느냐는 점이 중요해진다. 성형을 제공하는 공급자로서는 더 많은 대중이 성형에 관해 비현실적으로 호의적 감정, 그러니까 '환상'을 갖도록 유도해야 한다. 이 때문에 그 공급자가 제공하는 정보는 매우 편향될 수밖에 없다. 따라서 공공적, 제도적 관여가 꼭 필요하다. 즉, 성형이 옳다, 그르다 가치판단을 내리기보다, 각 개인이 성형에 이르는 과정을 자세히 살펴보고, 이에 대한 깊고 세밀한 사회적 고민이 있어야 한다.

이 '업계'에 오랫동안 머물러 있으면서 느낀 건, 성형의 수요자들이 주체적이고 독립적인 판단에 따라 결정을 내리기가 매우 어렵다는 점이다. 사실상 불가능하다. 인터넷 검색을 하고 성형 앱을 켜서 쏟아지는 후기들을 읽어보라. 누구라도 성형에 대해 왜곡된 인식과 과다하게 긍정적인 이미지를 갖지 않을 수 없게 된다. 그러다 보면 진실과는 거리가 먼, 공급자들이 유포한 상업적 정보에 휘둘리면서 부지불식간에 성형을 결정하게 된다.

어디에서도 성형에 관련한, 건강과 아름다움에 대한 가치가 심도 있고 공정하게 논의되는 걸 본 적이 없다. 성형은 소비문화나 소비 만능의 이념에 늘 포함되어 존재했다. 그건 정확히 "미용 산업계의 공급자들"이 원하는 바 그대로였다. 상업적, 경제적 원칙상의 제일 과제는 매출과 이윤인데, 이는 곧 "많이 살수록 좋다", "더 많은 돈을 써야 좋은 상품을 얻는다"라는 등의 경제적 명제로 귀결된다. 미용 성형 역시 매출과 이윤만으로 몰고 가는 공급자들의 경제 논리에 붙잡혀 있음은 우려할 만한 일이다.

이렇듯 미용 성형의 속성을 상업적으로만 보면 그것의 다른 한 축, 즉 의료적 측면을 놓치거나 방관하게 된다. 미용 성형 역시 여타의 의료 행위처럼 부작용과 후유증, 의료사고가 발생할 수 있는데 말이다.

그렇다면 미용 성형을 받으려는 결정이 오로지 상업적 배경 속에서 이루어지는 것을 경계해야만 한다. 진료란 단순 경제 행위라 할 수 없고, 의료에는 사람의 건강과 생명이 걸려 있기 때문이다. 미용 성형도 일종의 의료 행위라는 것을 인정한다면, 상업적, 소비적 논리만이 관철되는 현실에 제동을 걸어야 한다.

한국은 세계에서 가장 빠른 근대화와 산업화를 이룩한 나라이다. 문화적으로도 자랑할 만한 콘텐츠를 보유하고 있다. 성형에서는 아시아 제일이라는 명성을 얻었다. 그런데 성형과 관련한 문화를 가만 보면 눈 뜨고 볼 수 없을 정도로 추악한 면면들이 수도 없이 드러난다.

난무하는 허위·과대광고들, 리베이트, 사무장 병원들, 인간을 컨베이어 벨트에 올려 찍어내듯 하는 공장식 수술 병원들, 유령수술, 대리수술, 그 와중에 발생하는 무수한 의료사고, 사망사고, 의료분쟁, 추악한 소송 및 사고 대응 과정 등 아수라가 따로 없다.

미용 성형이라는 분야가 이렇게 된 이유는 무엇일까?

돈 때문이다. 미용 성형에는 처음부터 국가 건강보험의 굴레와 제약이 없었으므로, 의료의 영역이 아니라 상업의 영역이라는 개념이 자연스럽게 생겼다. 그래서 누구 하나 이에 관심을 갖고 제도적인 규제 장치를 마련하려 하지 않았다. 이제라도 미용 성형 역시 넓은 의미의 건강과 치료의 관점으로 바라보아야 한다. 그래야 무수한 사고를 그나마 예방할 수 있고, 소비자들의 인적, 경제적 피해도 줄일 수 있다.

지금처럼 상업 논리만으로 성형에 대한 '상담'이 이뤄지면 반드시 과잉진료와 과다수술 권유로 귀결될 수밖에 없다. 성형 상담에는 치료적, 진료적 관점이 함께 녹아들어야 한다. 그래야 미용 성형의 다양한 문제들이 비로소 해결될 것이다.

성형 공화국의 그림자

한국은 성형 공화국이다. 인구 대비 성형을 받은 사람의 수에 대한 정확한 통계는 없지만 어느 나라보다 압도적이다. 중학생이 되기 전부터 여자아이들끼리 성형에 대해 자료를 검색하고 쌍꺼풀과 코 수술을 받겠다고 병원 투어를 다닌다.

한국에서 성형수술을 받으려고 중국, 동남아, 일본 등에서 방문하는 외국인들이 매우 많다. 같은 나라에서 성형수술에 대한 앞선 기술을 배우겠다고 오는 의사들도 많다.

세상만사가 그렇듯, 밝은 면이 있다면 반대쪽엔 어두운 면이 있다. 성형 공화국 한국의 현실 역시 그렇다. 한국의 성형은 기술적으로 세련되어 있고, 다양화돼 있으며, 값이 싸고 쉽게 접근할 수 있다. 그러나 허위, 과대광고와 잦은 의료사고, 병원-환자 간 분쟁 같은 부정적인 면이 무수히 존재한다는 사실은 그동안 조명받지 못했다.

'성형 공화국'에서 성형수술을 집도하는 한 명의 의사로서 나는 성형이란 과연 무엇인가에 대해 각자의 생각과 고민을 정리할 새도 없이 우리 성형 세태가 너무 멀리 와버린 게 아닌가 우려된다. 마치 한국이 세계적인 자동차 생산 공업국이지만, 자동차를 운전하는 사람들의 운전 문화는 걸핏하면 서로 욕을 하고 소리를 지르며 주거지에서 경적을 시끄럽게 울리는 등 아직은 수준이 높지 못한 것과 비슷하다.

성형으로 인해 아름다워지고 좋아지는 면만 꿈꾸어서는

안 된다. 성형을 계획한다면 반드시 부작용도 함께 생각해야
한다. 돈을 들여 성형을 했는데 도리어 하기 전보다 못하다는
소리를 듣는 예도 있음을 생각해야 한다. 그래야만 현명하게 이
에 대처할 수 있다.

물론 그렇게 하기가 쉽지 않을 것이다. 성형에 관해 우리나
라에서 접할 수 있는 거의 모든 정보는 병원과 홍보 에이전시
에서 뿌려 놓은 광고성 정보들이기 때문이다. 언론 기사들조차
언론사가 병·의원으로부터 돈을 받고 써주는 광고형 기사들
이 대부분이다. 성형외과와 홍보 에이전시들은 일찌감치 지나
친 경쟁 체제에 들어섰으며, 그 안에서 어떻게든 살아남기 위해
몸부림을 치고 있다. 적자생존이다. 그러다 보니 과대·허위광고
는 기본 사양이 되어버렸다.

이는 우리나라 검색 사이트의 특성과도 관련이 있다. 이권,
이득과 관련이 없는 진실이란 적어도 우리나라 포털 검색에선
기대할 수가 없다. 포털 사이트들이 원하는 것은 안정적인 수익
창출이지, 대중에게 진실을 전달하는 게 아니다. 미용 성형 관
련 정보는 이렇게 상업적 이해관계에 의해 오염됐고, 오랫동안
검색할수록 거기에 '세뇌'당한다. 그러다 보니 성형을 원하는 사
람들이 의사를 만나도 의학적 사실에 기반한 진료가 이뤄지기
어렵다. 소비자들이 온라인 커뮤니티와 앱에서 얻은 '상담 전

지식'에 의존해 수술을 '쇼핑'하게 되고, 직접 진료를 하는 의사들은 의료 지식이 아닌, 그런 쇼핑 지식에 맞춰 대화하며 '판촉'으로 흘러 들어가기 일쑤이다.

안타깝게도 미용 의료에 대한 상업적 허위 광고를 제재하는 공공의 시스템이 우리나라엔 거의 작동하지 않는다. 의료 광고법상 환자 유인 행위를 제재하는 법이 있기는 하지만 누구도 그런 것을 신경 쓰지 않는다. 행정부, 사법부 모두가 이를 '자유 경제활동'의 영역으로 치부하기 때문에 솜방망이 처벌에 그치는 수준이다. 이러한 와중에 양악 수술 부작용 환자들의 피해 고발과 여고생 뇌사-사망 사건이 발생했고, 유령수술과 대리수술 등은 지금 이 순간에도 일어나고 있다.

20여 년을 성형외과의로 살아오면서 나는 어떻게 해야 미용 성형을 원하는 여성들과 '의학적 진실'에 기초한 소통을 할 수 있을지에 대한 여러 방법을 항상 고민했다. 아직도 그 해답은 찾지 못했다. 그러나 적어도 책이라는 매체를 통해 함께 고민할 수 있을 것이라는 희망을 가져본다.

1

성형은
마법이 아니라
현실

원판 불변의 법칙이 진리인 이유

∞∞∞∞∞∞∞∞

사람들은 성형이 무엇인지 모른다. 성형수술을 수차례 한 사람들조차 모른다. 그러니 지금 성형을 하겠다고 막 인터넷 검색을 시작한 사람이라면 더더욱 알 턱이 없다. 오히려 처음부터 잘못된 방향으로 흐를 가능성이 99.9%이다.

성형은 판타지가 아니라 현실이다. 사실 성형외과 의사가 환자에게 해줄 수 있는 일은 그리 많지 않다.

김아중이 주연했던 영화 〈미녀는 괴로워〉가 나온 지 벌써 15년이 되었다. 주인공 한나는 뛰어난 가창력을 갖고 있지만 뚱뚱하고 못생긴 외모 때문에 아무에게도 관심받지 못했다. 그러다 전신 성형을 한 이후 엄청난 미녀가 되면서 인생이 완전히 바뀌었다.

〈미녀는 괴로워〉는 한국뿐 아니라 중국과 동남아 등지에

성형을 생각하는 당신에게

서도 크게 흥행했다. 영화의 인기와 더불어 한국의 성형 기술에 관한 관심이 뜨거워졌고, 해외에서는 한국의 예쁜 연예인들은 거의 성형을 해서 그렇다는 추측들이 생겼다.

이 영화는 재미있지만 어디까지나 허구일 뿐이다. 어벤저스가 지구를 구하고 슈퍼맨이 나무 위에 올라간 고양이까지 구출하는 그런 세상은 우리가 사는 현실과 다른 것처럼, 〈미녀는 괴로워〉도 현실이 아니다. 하지만 성형은 현실이다. 판타지가 아니다.

성형은 어떤 여성이든 바비인형 같은 연예인으로 만들어줄 수 있는 것이 아니다. 그 사람의 개성과 매력을 돋보이게 하고, 단점은 커버해주는 정도가 실제 미용 성형이 할 수 있는 전부이다. 모든 여성은 자신만의 매력을 가지고 있다. 그것에 시선이 집중되도록 하는 것이 미용 성형의 본질이다.

혹자는 '원판 불변의 법칙'이라는 말을 우스갯소리처럼 한다. 그 말 자체에는 틀린 것이 없다. 코를 세우거나 쌍꺼풀을 만든다고 해서 아예 다른 사람의 얼굴이 되는 것은 아니다. 성형에서 가장 중요하게 여겨야 할 것은 원래의 몸을 망가뜨리지 않아야 한다는 원칙이다. 의사로서 나의 좌우명이다. 기본 밑바탕이 되는 내 생각은 이렇다. '환자의 몸은 나에게 처음 온 그때 이미 완벽했다. 나는 거기에서 단지 특정한

변화를 추구할 뿐이지, 절대 그것을 파괴하려 해선 안 된다.'

예컨대 한 여성이 코를 높이러 왔다고 하자. 실리콘과 연골 등을 동원해서 코를 더 높이고 오뚝하게 만들면 그 여성은 어느 정도 만족해할 것이다. 그렇다고 절대 다른 얼굴이 되는 건 아니다. 코가 '너무' 낮았다면, 코를 높여서 거기에만 시선이 몰리지 않도록 하고 원래의 매력에 집중할 수 있도록 할 따름이다. 성형에 있어서 '성공'이란, 특정 부위를 원하는 대로 주물러서 어떤 제품처럼 만드는 게 아니라, 눈에 띄지 않던 자신의 매력이 드러나도록 하는 일이다. 적어도 나는 그렇게 생각한다.

수련을 받을 때는 미용 성형의학 교과서에 나오는 비율들Classical Canons을 외웠다. 그게 진리라고 생각했던 적이 있다. 즉 이마 헤어라인-코끝-턱 끝까지를 삼등분하면 그 구간이 모두 1:1:1이 되어야 한다는 것, 또 눈의 폭과 눈 사이의 폭, 반대쪽 눈의 폭의 비율도 1:1:1로 같아야 한다는 것 등이다. 이런 비율들이 조화와 균형harmony and balance을 이룰 때 비로소 아름다움이 완성된다고, 그렇게 배우고 외웠다.

그런데 성형을 하면 할수록 이 비율들의 절대적 의미를 신뢰할 수 없게 되었다. 그 비율에 억지로 맞추겠다고 앞트임, 뒤트임 등 수술을 해봤자 환자가 완벽에 가까워지기는커

넝, 오히려 성형한 티만 더 많이 났다. 자연스러움을 잃게 되는 경우가 많았다.

수술할수록 인간의 매력, 여성의 매력을 의사가 할 줄 아는 몇 가지 재주를 갖고 이리저리 맞춰서 요리하듯 만들어낼 수 없음을 깨달았다. 아름다움을 완성하는 것이 아니라 도리어 더 깨뜨리는 건 아닌지 스스로 의심하게 되었다.

성형은 파괴하지 않는 것이 미덕

성형수술의 기본 원리 중 하나가 최소 손상의 기술 minimal traumatic technique이다. 꼭 환자 몸에 칼을 대야 하는 상황이라면, 할 수 있는 한 조직 손상을 최소한으로 하면서 수술하라는 것이다. 나는 성형이란, 파괴하지 않는 것이 미덕이라고 믿는다. 성형은 없는 것을 만들어내는 것이 아니라 본연의 아름다움을 더 드러내도록 하는 일이다.

가슴확대 수술을 할 때는 보형물을 넣어서 크기를 부풀리게 되니, 없는 가슴을 만들어내는 것 아니냐고 반문할 수 있다. 그러나 그런 보형물은 조직을 확장하고 부풀리는 도구일 뿐, 원래의 조직을 대체하는 게 아니라 변형을 가져올 뿐

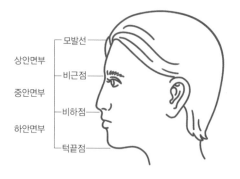

상안면부 ─ 모발선

비근점

중안면부 ─ 비하점

하안면부 ─ 턱끝점

Maisa O Al-Sebaei
: The validity of the
neo classical facial
canons in young
adults originating
from the Arabian
penninsula;, Head
Face Med., 2015:11:4

이다. 게다가 우리가 추구하는 것은 크기가 아니라 아름다움
이다. 몸이 만들어내는 아름다움을 위해 볼륨이 필요한 것
뿐이다.

얼굴 뼈를 다루는 성형수술을 안면윤곽 수술이라고 한
다. 우리나라에서 순수 미용 목적으로 얼굴 뼈에 손을 대는
수술들은 주로 사각 턱의 각mandibular angle을 깎아서 곡선형
으로 갸름하게 얼굴 하관을 만드는 것과 광대 활zygomatic arch
부분을 주저앉혀서 얼굴이 투박스럽지 않게 하는 것이 있다.
또 양악 수술이라 하여 부정교합을 해결하기 위해 위턱뼈와
아래턱뼈를 횡절하여 이동시키는 것이 있다.

이런 종류의 수술을 미용 목적으로 이렇게 많이 하는
건 대한민국뿐이다. 해외에서 외국인들을 진료해본 적이 있

는데, 그들은 더 예뻐지기 위해 뼈까지 손을 대야 할 이유를 전혀 느끼지 못한다고 했다. 실제로 외국인들이 한국에 들어와서 성형수술을 할 때도 사각 턱 절제나 광대 활 축소 같은 수술은 잘 하려 들지 않았다. 양악 수술은 원래 부정교합을 맞추기 위한 여러 치료 방법 중의 하나이지, 더 예뻐지기 위해 하는 미용 목적의 수술이 결코 아니다.

실제 얼굴 뼈 수술 도중 일어나는 사망사고가 생각보다 많다. 정확히 통계가 잡히지 않고 있지만 나는 얼굴 뼈 수술을 개인 의원에서 하는 것이 매우 위험하다고 생각하는 편이다.

성형수술 후 과다출혈로 의식을 잃은 30대 여자 환자가 종합병원 응급실로 옮겨졌으나 숨졌다. 8일 서울 동대문경찰서에 따르면 지난 5일 오후 4시께 양씨가 서울 강남의 J성형외과에서 턱 부위 성형수술을 받은 후 회복실에 누워 있던 중 갑자기 코와 입 부위에서 과다출혈 증상을 보이면서 호흡곤란을 일으켜 같은 날 오후 5시께 이대동대문병원 응급실로 옮겨졌으나 이튿날인 6일 오전 7시 55분께 숨을 거뒀다.*

---

* 〈성형수술 30대 여 과다출혈로 숨져〉, 연합뉴스, 2000. 8. 8일 자.

20여 년 전에 보도된 기사다. 기사에 나온 "턱 부위 성형 수술"이란 사각 턱 절제술을 말하는 것이다. 사각 턱은 목과 연결돼 있고 수술 후 출혈이 조금만 차게 되면 곧바로 기도를 막아버릴 수 있다. 이렇게 되면 5분 만에 질식사한다. 회복실에 누워 있다 호흡곤란을 일으켜서 대학병원으로 옮겨졌다고 하는데, 아마 옮겨진 그때 이미 환자는 소생 불능이었을 것으로 추측한다. 사망선고가 이튿날 아침에 내려졌을 뿐이다.

이런 사건 사고가 지금도 반복해서 일어나고 있다는 것이 황당할 뿐이다. 조금도 고쳐진 것이 없다.

특히 양악 수술은 미용 목적으로 하는 것 자체를 용인해서는 안 된다고 생각한다. 3급 부정교합 환자의 양악 수술을 진행하고 교정까지 끝내면 기능적인 부분뿐 아니라 미적으로도 상당히 좋아지는 것을 확인할 수 있다. 하지만 2급 부정교합 환자는 미적인 개선이 사실상 없다. 얼굴이 작아져서 예뻐지는 게 아니라 전반적인 얼굴의 균형이 좋아지기 때문에 우리가 더 긍정적인 인상을 받는 것일 뿐이다. 메이크오버 쇼에서 떠들썩하게 보여줬듯 일반인이 하루아침에 인형처럼 변해 연예인 얼굴이 되는 것으로 오해해서는 안 된다.

사각 턱 절제술이나 광대 줄임술 등 얼굴 뼈 수술을 한 환자들은 이런 생각을 한다. '뼈까지 잘라냈으니 당연히 얼굴이 갸름하고 훨씬 작아지지 않겠는가? 분명 큰 변화가 있을 거야.' 하지만 실제 수술 전후 상태를 사진이 아니라 눈으로 직접 비교해보면, 그 수술의 규모에 비해 큰 변화가 없음을 깨닫게 된다. 상식적으로 생각할 때 큰 변화가 생겨야할 것 같지만 실제로 그 정도의 큰 차이를 느끼는 경우는 드물다. 사각 턱 절제에서 실제로 제거되는 뼛조각의 크기는 기껏해야 5제곱센티미터 정도의 면적에 불과하기 때문이다. 그 정도의 볼륨이 제거되었다고 해서 눈에 띌 만큼 크게 얼굴이 변할 리 없다. 그 수술의 진짜 효과는 저작근이 있는 뼈의 닿는 곳을 없앰으로써 근육의 볼륨을 줄이는 것이다.

그런데 그런 효과는 보톡스 주사를 맞는 것만으로도 얻을 수 있다. 비록 효과가 영구적이진 않지만, 부작용이 적을 뿐 아니라 비용도 저렴하다. 반면에 사각 턱 절제를 하려면 큰 위험을 감수해야 한다. 목숨을 걸어야 한다는 뜻이다.

이 수술을 거의 모든 의사가 위험하다고 생각하는 이유가 있다. 절단면의 뼈에서 출혈이 나는 부위와 끊어진 근육에서 출혈이 나는 부위가 모두 수술자의 시야가 닿지 않는 곳이기 때문이다. 눈에 보이지 않으면 출혈을 지혈할 수 없고, 출혈이 지속하면 사각 턱 밑 부위가 목이기 때문에 기도나 경정맥 등 주요 경로를 금방 폐쇄해 곧바로 위중한 상황에 이를 수 있다. 나는 이런 위험을 감수하면서까지 하악 각을 다듬어야 하는지, 과연 그 정도의 모험을 감수할 이유가 있는지에 대해 매우 회의적이다.

성형보다는 자신의 매력을 먼저 생각하는 게 우선

얼굴 뼈를 만지는 수술이 과연 사람의 얼굴을 얼마나 아름답게 만들 수 있을지 신중한 고민이 필요하다. 광대뼈를 골절시켜서 눌러 놓는 수술도 항노화Antiaging의 측면에서는 그 효과와 위험성이 충분히 검증되지 못했다. 광대 활에는 정상적으로 붙어 있는 연부조직들이 있는데, 이것들이 광대뼈의 골절과 함께 시간이 지날수록 아래쪽으로 늘어질 가능성이 크기 때문이다. 20대 때 이런 수술을 받으면, 50~60대 때의 얼굴은 어떻게 변할 것인가? 그 정도 시간이 지나고 난 이후에 여성의 얼굴 모양은 노화방지 측면에서 항상 긍정적일까? 이에 관한 추적연구는 국내에 사실상 전혀 없다.

광대가 튀어나와 있는 사람이 투박한 인상을 개선하고 싶다면 뺨, 팔자주름, 관자놀이 등 광대뼈 주변으로 지방을 이식해 부드럽게 만들 수 있다. 아름다움은 자신의 매력을 찾는 데서 출발하며 성형이란 그에 수반되는 여러 미용 방법 중 하나일 뿐이다.

지방흡입과 같은 체형 수술은 미용 성형외과 수술 중 가장 대표적인 분야에 해당한다. 한국은 쌍꺼풀 등 눈 성형이 미용 성형에서 가장 큰 비중을 차지하지만, 성형의 원조국이라 할 수 있는 미국에서는 얼굴당김 수술과 지방흡입 수술이 압도적으로 많다.

지방흡입 수술이란 무엇인가? 많은 사람이 영화 〈미녀는 괴로워〉에서처럼 거구의 뚱뚱한 몸을 가냘픈 몸으로 변신시킨다고 생각하는데, 그게 아니다. 지방흡입은 몸매를 '부분적으로' 다듬어주기 위한 수술이다. 피하지방을 줄여줄 뿐, 내장지방까지 줄이진 못한다. 피부밑에 있는, 즉 가장 겉에 있는 지방만을 손댈 수 있기에 지방흡입 수술은 체지방량을 줄이는 수술이라고 할 수 없다. 단지 우리가 눈으로 관찰하는 가장 가까운 곳에 있는 지방을 빼줌으로써 부분적으로 바디라인을 만들어주는 것이다. 만약 자신이 비만 상태라면, 먼저 자신의 의지로 체중을 뺄 수 있도록 노력하고, 그렇지 못한다면 위내 풍선 식욕 억제 시술, 위 밴드 수술 등 고도비만 수술을 고려해야 한다. 지방흡입 수술은 어디까지 국소적인 효과를 내는 것이지, 전신적 비만 상태를 치료할 수 없다.

미국 메이오 클리닉의 지방흡입에 대한 요약본을 읽어보면 다음과 같은 내용이 있다.

지방흡입은 신체의 특별 부위로부터 지방을 제거하는 것이며 그 부분의 모양을 만드는 것이다. (중략) 지방흡입술은 전신적 체중 감량 방법으로 고려될 수 없으며 그런 방법의 대체요법이 될 수도 없다. 만약 당신이 과체중이라면 다이어트나 운동, 혹은 비만 시술을 통해 더 많은 체중을 줄일 수 있을 것이다. 당신이 안정적인 체중을 유지하고 있으나 특별한 부위에 치중해 유독 많은 지방이 있다면 지방흡입 수술에 적합하다 할 수 있다.

다시 말해 지방흡입 수술과 같은 체형 관련 수술은 사람의 몸을 원하는 모양대로 만들 수 있는 것이 아니다. 체중을 조절하고 제어해줄 수 있는 것도 아니다. 단지 자신의 체형에서 부분적인 문제를 해결해줄 따름이다.

성형을 고민하는 사람이라면, 우선 내가 가진 고유의 매력이 무엇일까, 스스로 질문하고 고민해봐야 한다. 성형은 그것을 보완하기 위한 보조적인 방법일 뿐이다.

2

성형의 시작은
언제부터였나요?

미용 성형의 역사

사람들은 '역사'라는 단어만 들어도 '고리타분하다', '쓸데 없다'라고 생각한다. 성형에 관심이 많은 젊은 연령층에서 특히 그렇다.

그러나 세상이 빠르게 진보할수록 지나간 것들을 반추하고 고심해볼 이유가 생긴다. 배가 나아가는 방향을 잡는 키는 항상 배의 선수가 아닌 선미, 즉 뒤쪽에 있다. 어떤 새로운 과학적 사실도 지금껏 과학자들이 애써 밝혀온 사실들을 수집하고 그것을 기반으로 하여 쌓아 올리는 것이다. 그러니 진실의 맥락을 모른다면 진실 자체를 접하고도 그 진위를 따질 수 없다.

역사를 알아야만 한다. 성형을 생각하는 사람이라면 성형수술이 어떤 역사를 가졌는지 조금이라도 흥미를 느끼는 게 좋다. 인간은 과거를 성찰하고 반추해보는 사이, 현재를 보는 통찰력을 획득하고 미래를 생각할 수 있는 눈이 뜨인다.

성형수술은 영어로 plastic surgery라고 쓴다. 이 단어의 정의는 벌써 600년 전에 내려졌다. 인체의 선천적, 후천적 변형을 보수하는 데 사용되는 기예art이며, 기능적인 장애와 보이는 모습을 최대한 정상에 가깝게 교정하는 것을 목적으로 한다는 것이다. 중세 이탈리아의 가스파레 탈리아코치가 정의한 뜻이다. 물론 그 당시엔 성형외과학이라는 것이 독립되어 있지 않을 때였다.

plastic이라는 말은 moldable, 즉 '가소성 있는', '형성할 수 있는'이라는 뜻이다. 주로 눈으로 보이는 부분에 대해 수술하는 것이 성형외과에서 하는 일이다. 다시 말해 몸속에 있는 내부 장기에는 손을 대지 않는다. 겉에 있는 살이 떨어져 나갔다거나, 심한 변형이 일어났을 때 그것을 원래대로 복원하면서 성형외과의 기원이 싹튼 것이다. 이런 노력이 하나하나 쌓이면서 점점 인체를 보기 좋게 만드는 미용 수술의 이론과 방법이 만들어졌다.

성형외과 역사에서 매우 중요한 한 줄기는 코 수술이다. 코를 재건하기 위한 수술들이 조금씩 발전하면서 성형외과의 주요 술기clinical skill, technique들이 완성된 것을 알 수 있다.

고대 인도에선 코가 잘려 없어진 환자들에게 코를 다시 만들어주는 이야기가 나오는데, 이마, 뺨 등의 살덩어리를 이용해 만들었다는 기록이 존재한다.

르네상스기가 시작되고, 사체해부학이 비약적으로 발전하던 유럽, 14세기 이탈리아 볼로냐 대학에는 성형수술의 아버지라고 불릴 만한 탈리아코치 교수가 있었다. 그는 코의 재건 수술을 체계화시키고 피판술을 광범위하게 정리했다. 즉, 손상된 코를 다시 만들어내는 수술 방법을 고안한 것이다. 성형수술이 무엇을 위한 학문인지를 뚜렷이 드러낸 것이다.

1. 성형수술은 인체의 표면, 즉 눈으로 보이는 부분에 집중하는 것이다.
2. 성형수술은 인체 표면 손상을 복원하거나 문제를 해결하기 위한 것이다.
3. 성형수술은 인체를 더 보기 좋게, 더 정상적으로 만들려는 의료적 기술이다.
4. 성형수술은 환자가 정상적인 사회생활이 가능하도록 돕기 위한 것이다.

중세를 지나고 현대에 들어오면서 의학계에는 여러 가지

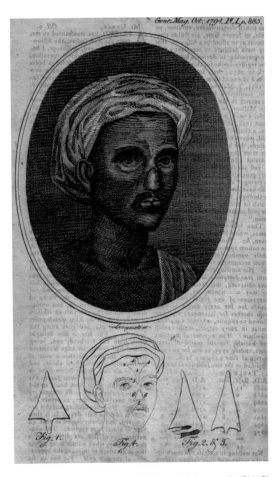

인도에서는 기원전 600년경부터 전쟁 등으로 잘려나간 코에 대한 복원
수술을 한 기록이 있다고 한다. 사진은 18세기에 서양인들이 기록한 그
림으로서 이마의 살덩어리를 이용해 코를 복원한 술기를 표시하고 있
다. (Peter C. Neligan, etc.,Plastic Surgery, 4th Edition.,Elsevier, 2017.
Vol.1. Ch.1. p.10.)

성형의 시작은 언제부터였나요?

사건들이 일어났다. 가장 결정적인 사건은 제1, 2차 세계대전이었다.

엘리자베스 하이켄의 저서인 『비너스의 유혹Venus Envy』을 보면 이와 같은 성형외과의 체계화 과정에 양차 세계대전이 핵심적 역할을 했음을 알 수 있다. 또한 전후 미용 성형이 유럽과 미국에서 얼마나 빠르게 확산했는지, 그 와중에 성형외과를 체계화한 의사들이 미용의학을 '장사'가 아닌 학문의 영역으로 끌어들이기 위해 얼마나 노력했는지 잘 알 수 있다.

양차 세계대전은 이전의 전쟁들과 큰 차이가 있었다. 무기가 발달하면서 그 무기에 의한 인체의 손상이 너무나 심하고 컸으며, 환자들이 짧은 시간에 대량으로 발생했다.

참호 속에서 싸웠으므로 머리, 얼굴, 목이 노출되어 있어 그 부분의 심각한 결손 환자들이 전쟁터에서 수없이 많이 생겼다. 따라서 이런 환자들이 제대로 사회생활을 할 수 있도록 복원시키는 일을 하는 의사가 많이 필요했다. 미국을 중심으로 이런 의사들이 하나둘 늘어나고, '성형외과 의사'라는 칭호와 체계가 생겨나기 시작했다. 현대적인 성형외과학의 기틀을 마련하게 된 것이다. 1920년대가 되어서야 성형외과학이 독립적인 분과로서 나오게 되었다. 그전에는 이비인후과, 치과 등과 뒤섞여 있었다.

성형외과학의 근원은 이처럼 '복원', '재건'과 관계가 깊다. 그렇다면 손상이나 기형이 없는 정상적인 사람이 수술을 받는 미용 성형의학은 언제부터 발달했을까? '성형수술'의 특징들을 좀 더 넓게 해석하면 그 개념을 쉽게 이해할 수 있다.

1. 미용 성형은 사람의 표면적 외양을 더 만족스럽도록 만들려는 것이다.
2. 미용 성형은 인체를 더 보기 좋도록, 더 훌륭한 모양을 갖추도록 하는 것이다.
3. 미용 성형은 수진자가 사회생활에서 더 긍정적, 적극적으로 되도록 돕는 것이다.

앞서 열거했던 성형수술의 네 가지 목적을 더 넓게 해석하면 이 같은 미용 수술esthetic surgery의 개념이 된다.

문제는 미용 성형의학은 제1차 세계대전과 제2차 세계대전 사이인 20세기 초, 의사라고 불리기도 민망한 어중이떠중이들에 의해 미국, 유럽 등에서 어떤 질서도, 체계도 없이 퍼져나간 점이다. 병원이 아닌 미용실에서 수술하는 돌팔이 미용 의사들이 횡행했다. 이러한 미용 의사들은 제대로 된 수련을 받지 않았을 뿐 아니라, 미국의 어떤 주에서는 의사면허를 가졌는지 의심스러운 자들도 있었다. 그런데도 이들은 신문, 잡지에 엄청나게 광고함으로써 인기를 끌었다. 수술비는 상당히 높았다.

1915년 페리는 이런 시술가들이 "우리 영역에서 많은 환자를 뺏어가고 있다"라고 불평했다. 5년 뒤 티크는 외과 수련을 받지 않은 돌팔이 의사들과 일반인이 대부분의 시술을 하고 있다고 주장했다. 오펜하이머는 일종의 동원령을 선포했는데…… 그는 "이 외과 분야를 돌팔이들과 과대광고를 하는 미용 의사의 마수에서 지켜내는 것이 무엇보다 중요하다"라고 강조했다. 눈에 잘 띄는 간판과 과장 광고는 속기 쉬운 대중을 유혹하여 먹이로 삼는다.*

하이켄의 책에는 미용 성형의 태동기인 20세기 초에 발생한 일들에 대한 구체적인 예들도 나와 있다.

몇몇 의사들은 파라핀을 연부조직 결손을 치료하는 만병통치약으로 보았다. 이들은 파라핀을 주입하여 얼굴 주름을 폈고,

---

* 엘리자베스 하이켄 지음, 권복규·전진영 옮김, 『비너스의 유혹』, 문학과지성사, 2008. p.53.

한 증례에서는 인조 고환을 만들었으며, 유방에 집어넣기도 하였다. 그러나 파라핀은 애초의 생각처럼 기적의 약이 아니었다. 의사들은 곧 이 물질이 몸의 다른 부위로 이동하는 부적합한 성질이 있음을 알게 되었다. 더욱 심각한 것은 많은 환자에게서 파라핀종, 즉 "왁스 암"이 생기기 시작했다는 사실이다. 파라핀의 적출은 주입보다 훨씬 어려웠고 종종 심한 흉터를 남겼다. 뉴욕의 의사 세이머 오펜하이머는 "돌팔이들과 '미용 의사'라 선전하는 자들, 그리고 그와 유사한 부류들이 코 성형의 경제적인 잠재력을 재빨리 인식하고는, 대중의 심리를 자극하여 자신들의 장비로 탐욕스럽게 이익을 취해왔으며, 지금도 일반인 중에서 기꺼이 희생자가 되려는 이들로부터 이익을 빨아들이고 있다." 그는 동료들에게 파라핀 주입이 "숙련된 의사의 손에 의해서도 위험할 수 있으며, 더군다나 무식하고 파렴치한 '미용 의사'의 손에서는 두 배 이상 위험할 수 있다는 사실"을 대중에게 교육하는 캠페인을 벌이자고 주장했다.*

시카고의 찰스 밀러라는 의사에 관해서도 책은 많은 부분을 할애해 언급한다.

---

* 같은 책. p.p.32~33.

폭로 저널리스트들에 따르면 피부과 의사와 "성형 전문가"들뿐 아니라 미용실도 박피술과 파라핀 주입을 하고 있었다. 시카고의 의사 찰스 밀러는 그러한 개척자 중의 한 사람이었다. 한 성형외과 의사는 그를 "근대 미용 외과의 아버지"라고 불렀지만, 다른 이들은 그를 "철면피한 돌팔이"라고 불렀다.*

밀러는 1906년경부터 외모 외과featural surgery(미용 외과와 동일한 의미)에 관해 여러 편의 논문을 썼고 잡지를 발행했다. 그는 성형외과의 태동기에 미용 외과의 필요성을 열정적으로 주창했던 유명 인물로서, 미용 외과 교과서까지 집필했다. 하지만 그의 학문적 업적은 매우 미미하며 수술 방법 또한 지금까지 전해지는 것이 없다.

찰스 밀러의 이야기는 미용 외과의 태동기 상황을 잘 묘사한다. 자격증도, 교육과정도 학술적, 과학적 검증 방법도 없던 시절, 그저 미디어와 잡지 등을 통해 떠들썩한 선전물만 넘치던 상황을 되짚어볼 수 있다. 그런데 이런 당시 미국의 상황은 현재까지 한국의 미용 성형이 커나가던 시기 상황들과 묘하게 겹친다.

---

* 같은 책, p.37.

헨리 샤이어슨이라는 인물 역시 대단히 유명했다. 영국 여배우 한 명을 수술했는데 결과가 좋아서 엄청 명성을 얻었다. 그런데 이후 그는 계속해서 환자들로부터, 의료 과실에 대한 소송을 당하였고, 1949년 펜실베이니아주가 그의 면허를 취소한 2년 후 샤이어슨은 죽었다. 타임지에선 당시 그를 '돌팔이의 제왕'이라고 불렀다 한다.[*]

당시 미국에선 이런 의사들을 Beauty Doctor라고 불렀다. 사기성이 짙어 보이는 돌팔이들의 집단을 의미하는 것이었으나, 대중은 미디어와 광고의 영향을 크게 받았으므로 그것의 위험성과 부작용에 관해 제대로 자각하지 못했다.

이 와중에 제대로 훈련받은 외과 의사들은, 성형수술이 그 교육 정도와 자격 요건도 불분명한 사람들에게서 벗어나 제대로 된 학문의 영역에 있도록 만들고, 대중들로부터 긍정적인 인상을 받게 하느라 큰 노력을 하고 있었다.

2차 대전 후 어마어마한 숫자의 의사들이 전 세계적으로 미용 영역에 뛰어들었다. 그 수술 가짓수와 건수도 폭발적으로 늘어났다.

---

[*] 같은 책, p.p.62~63.

미국은 1940년경을 지나면서 '미국 성형외과의사회'의 틀을 점점 잡아나갔다. 학술논문집을 만들고 그 속에 '재건'과 '미용'을 모두 포괄해 학술적 개념을 정립시켰다.

미용 목적의 성형수술은 피부의 표면에서 이뤄지는 경우가 많다 보니 수술이나 시술 중 환자의 생명을 위협하기는 어렵다. 최소의 장비와 기구만으로 간단히 이루어지는 시술도 많다. '필러 시술', '주사 시술'의 경우는 주사 한 번 놓는 것으로 끝나기도 한다.

이러한 면 때문에 무자격자나 간호조무사가 독자적으로 시술하고 돈을 벌려는 사례도 끊이지 않는다. 이로 인해 피부 괴사, 이물질의 과다한 체내 이동, 광범위한 조직 결손, 추형 등 재앙적일 만큼 심각한 부작용들이 발생하게 된다.

그러므로 미용 수술이나 시술도 다른 치료적 진료와 마찬가지로 그 결과, 효능, 부작용 및 후유증 등을 연구하고 학술적으로 체계화하여 교육, 훈련해 전달하는 일이 필요하다. 이를 통해 해서는 안 될 수술 또는 시술을 골라내는 모든 과정이 필수불가결이기 때문이다. '성형외과 전문의' 자격이 있는 의사에게 미용 목적의 수술을 의뢰해야 하는 것은 자명하다.

한국도 전쟁의 참화를 겪은 1950년대 미군을 비롯한 유엔군 의료진이 다수의 전상 환자 치료를 위해 성형외과적 진료와 수술을 했던 기록을 찾을 수 있다. 대한성형외과학회의 관련 연혁 설명을 인용해본다.

미국 군의관 Millard와 스웨덴 적십자 병원선의 Stenstrom은 언청이 수술 및 각종 재건수술 등의 성형외과 전문 진료를 시행하였다. (성형외과적 진료로서 기록상 최초) 이어 휴전으로 사회가 점차 정돈되어 가자 사회 전반에 걸쳐 서양 문물이 유행처럼 밀려들어 올 때 우리 의료계에도 예외 없이 파급된 것이 그 당시 말로 '정형'이라는 것이었다. 이웃 나라 일본에서 전파된 소위 육질 주사라는 색다른 방법으로 코를 높이고, 유방을 키우는 등 실제 파라핀 주입이라는 검증되지 않은 불법행위가 '정형'이라는 이름으로 만연되어 갔다. (중략) 전쟁 시기 혹은 그 이후에 서양에서 입국해던 군의관 혹은 여러 의료선교사에 의해 성형외과 분야에 대한 인식이 생기고 또한 구미 각국에서 유학을 끝낸 의사들이 선진의학을 습득하고 대학 등으로 유입되게 되어 이들이 우리나라 의료계에도 성형외과 전문 진료가 필요하다는 것을 점차 실감하게 되며 우리나라 성형외과 탄생의 발판이 마련되었다. (중략) 1961년 미국에서 성형외과를 전공하고 미국 성형외과 전문의 자격을 획득한 유재덕 박사는 1961년 8월 연세

대학교 부속 세브란스 병원에서 성형외과 전문 진료를 시작하게 된다. (중략) 그 후 해를 거듭할수록 성형외과는 하나의 특수 전문 진료 과목으로 인정을 받게 되고 드디어 1966년 5월 대한 성형외과학회 창립총회를 열게 되었다.

그러다 1990년 초부터 미용 수술에 관한 일반인의 관심이 급격히 높아졌다. 당시 성형외과 '전문의'들은 미용 수술의 수요에 부응할 만큼 많지 않았다. '미용 의사'를 표방하는 일반 의사들, 즉 비전문의들이 몇몇 있었을 뿐이고, 이들이 당시 강남의 압구정동 등에 클리닉(미용 의원)을 만들고 쌍꺼풀 등 미용 수술을 주로 하면서 환자를 끌어모으고 있었다.

90년대 후반을 거쳐 2000년대 초반에 이르자 미용 성형은 엄청난 붐을 예고했다. 성형외과 전문의 숫자와 더불어 성형의원 수가 폭발적으로 늘어났다. 소비문화가 대중적으로 폭증, 발달했던 시기였다. 의료 광고법이 개정되면서 그전까지는 단지 의원의 위치와 의사 이름, 전화번호만을 게재할 수 있었던 것이 이때부터는 별도의 제재를 받지 않는 한 무제한으로 광고가 가능하게 되었다. 그러자 병·의원들은 신문, 여성 잡지 등에 무수한 성형 광고를 게재하며 환자를 끌어들이기 위한 온갖 홍보 마케팅에 골몰했다.

이후 초고속 인터넷의 발달이 또 하나의 가속점을 만들어주었다. 온라인 성형 커뮤니티들과 지식검색이 시작되면서 성형 광고 분야는 불붙듯 활황을 맞았다. 성형은 의료를 넘어 하나의 산업이 되었다. 뷰티 산업에 종사하던 이들이나 광고 전문가들, 우리가 속칭 말하는 '브로커'들이 미용 성형 의료 분야에 뛰어들기 시작했다.

이 과정에서 기업형 대형 성형 병원들이 생겨났다. 이런 병원들은 일반 기업과 다른 바 없는 구조, 즉 주주, 투자자, 배당 등의 형태를 띠게 되었다. 이는 병·의원에는 자본주의적 투자가 있을 수 없다는 현행법에 저촉되는 것이다.

미용 의료가 완전히 시장 자본주의적인 모습을 띠고 점차 기업화, 상업화되기 시작했던 2000년대의 상황은 소비자들, 그러니까 환자들에게는 반대로 어마어마한 재앙을 예고하고 있었다.

한국 미용 성형업계의 상황은 아래의 '사실'들로 정리할 수 있다.

1. '살롱'화한 개인 의원들을 중심으로 미용 성형이 시행되고 있다(재건, 치료 목적의 성형은 대부분 대학병원, 종합병원에서 시행된다).

2. 미용 개인 의원들 사이의 경쟁이 극심해지다 보니 투자를 받아 대형화된 병원들과 영업과 광고에 능한 사무장들이 운영하는 병원들도 계속하여 생겨났다.

3. 극단적인 이윤 추구 행위에 별다른 제약이 없다 보니 공장형 수술, 유령수술, 대리수술 등이 미용 성형업계의 관행이 되고 말았다.

4. 수술 테크닉에 있어서는 많은 발전이 있었고 대한미용성형학회의 활동과 학술 활동, 학회지 발간 등이 이어져왔지만, 비전문의에 의한 미용 시술 또는 수술 등이 무분별하게 확산하는 경향 역시 동시에 진행되었다.

2010년대에 들어 미용 성형업계는 미디어 광고와 기사형 광고를 최대한 동원하고 상업 정보를 유통해 갈 데까지 가는 모양새가 되었다. 병원들의 성형에 관한 화두는 어느새 '양악 수술'에 이르렀다. 덩치와 몸집이 너무 커져버린 미용 성형 병원들은 최대한의 매출을 뽑아내기 위해 단가가 가장 큰 수술에 의존할 수밖에 없었고, 규모가 크고 위험한 양악 수술이 이런 의도의 표적이 되었다.

수술 가격은 2천만 원을 호가했다. 이런 미용 목적의 양악 수술 마케팅은 또한 렛○○ 등으로 대표되는 화려한 '성형 메이크오버 쇼'들을 통해 계속해서 유행처럼 확대 재생산되고 있었다. "성형수술로 나를 아름답게 하겠다. 성형수술을 통해 내가 행복해질 수 있다"라는 판타지를 무작위로 공급하는 쇼들은 대중에게 풍선처럼 부풀어 오르는 열망을 주었다. 그러나 그 부푼 풍선은 오래지 않아 공중에서 뻥 하고 터질 수밖에 없는 비극적 운명이었다.

문제는 양악 수술이 반드시 수술이 필요한 사람을 엄격하게 선정해 제한적으로 진행해야 하는 아이템임에도 불구하고, 메이크오버라는 상업적 장치를 통해 환자를 유인, 현혹하고 오로지 이윤을 창출하기 위한 일상적, 대중적 수술로 왜곡했다는 점이다. 필요하지 않은 사람이 이 수술을 받았을 때 다시는 되돌릴 수 없는 의료적 악영향이 따를 수 있으며, 발생할 수 있는 부작용은 상상을 초월한다.

양악 수술의 피해는 연예인들의 폭로로 크게 보도되기 시작한다. 2014년 신○, 강○미, 김지○ 등의 연예인들이 양악 수술 후에 상당히 후회하는 인터뷰를 한 바 있다. 양악 수술이 그들의 이미지를 더 좋게 바꾼 게 아니라 오히려 그 반대의 결과를 가져왔다는 것이다. 배우 강○정의 경우에도 "돌출입 수술 후 개성이 없어졌다"라며 부정적인 반응들이 항간에 떠돌았다. 이뿐 아니라 양악 수술 후 입술에 감각이 없어졌다거나 입을 벌리기 힘들다고 호소하는 사례들이 반복해 TV를 타면서 '양악 수술 호경기'는 롤러코스터를 타게 된다.

한 예로 오로지 돈을 벌기 위해 양악 수술을 할 이유가 없는 사람들에게 "얼굴이 작아진다, 예뻐진다"라며 지독하게 마케팅하는 데 앞장선 화○○치과가 있었다. 수많은 양악 수술 피해자들을 양산했던 이곳은 2017년경 갑자기 문을 닫고 원장이 잠적해버려 피해자들을 당황스럽게 만들었다. 이로 인해 피해를 당한 환자들의 문제는 아직도 해결되지 않았다.

2010년대 한국 성형의 절정과 그 비참한 내리막길을 돌이켜보면서 우리는 '양악 수술 열풍'과 '성형 메이크오버 쇼'를 절대 잊어서는 안 된다. 성형은 시장 자본주의적으로 상업화, 기업화되어 뻥튀기처럼 부풀려졌다. 그 상업 행위의 재료가 되고 마는 환자들이 얼마나 무서운 일을 감당해야 하는지에 관해, 경고하거나 관여하는 사람은 그 누구도 없었다. 오로지 더 많은 이윤을 위해 더 커지고 화려해지는 미용 병원들의 몸집만이 두드러졌을 뿐이다.

이런 무제한의 시장 경쟁 속에서 미용 의료 소비자들의 알 권리는 실종되고 균형 잡힌 정보 제공자는 어디서도 보이지 않았다. 오로지 1년에 40억이 넘는 비용의 광고를 살포해 성형수술을 하라고 부추겨대는 대형 성형 병원들의 일방적 정보만이 존재할 뿐이었다.

내가 묻고 싶은 것은 바로 이 문제다. 이렇게 일방적인 상업적 성형 정보만이 인터넷 등에 도배된 상황에서, 어느 누가 부작용 등을 주의 깊게 고려하고 사실에 기반을 두어 균형 있게 사고하고 합리적으로 성형을 결정할 수 있겠는가? 누구에게도 100% 불가능했다. 지금도 역시 그렇다.

2013년, 신사동의 G성형외과에서 발생한 여고생 사망 사건은 이러한 대형, 소비형 성형 의료의 폐해를 바로 보여준다. 수면 마취로 눈, 코 수술을 받던 중에 의사가 상담하러 수술실 밖으로 나갔다. 그 사이 여고생의 호흡은 저하되고 저산소 혈증으로 뇌사 상태에 빠졌다. 이 사건은 엄청난 자본을 끌어들여 신사동의 대형 병원 건물로 확장 이전한 시기에 발생한 것이다.

이 병원은 오로지 덩치를 불리고 대형화하는 데에만 온 관심을 집중하고 있었다. 진료의 질과 환자의 안전과 인권은 안중에도 없었다. 엄청난 양의 광고와 '댓글 부대'를 동원해 국내외의 환자를 끌어들이기에 여념이 없었다. 몇십억이 넘는 돈을 광고에 쏟아부으니 환자는 끊임없이 밀려들었다. 병원은 이사한 당일에도 백 명이 넘는 환자를 수술한 사실이 TV 인터뷰를 통해 밝혀졌다.

이 병원의 간호사들은 워낙 이직이 잦았기에 환자 모니터링 기계가 어디 있는지, 제대로 돌아가고 있는지조차 몰랐다는 얘기가 나왔다. 이렇게 병원이 시장 바닥처럼 정신없이 운영되는 와중에 한 명의 어린 학생이 목숨을 잃었다.

이 사건을 분기점으로 유령수술이나 공장형 수술 같은 국내 대형 성형 병원들의 고질적인 문제점들이 언론을 통해 보도되기 시작했다. 미용 성형으로 큰돈을 버는 거대 병원들이 생기고, '돈잔치'가 벌어지는 와중에 사람의 생명이 헌신짝처럼 내던져지는 현실이 백일하에 드러났다. 이는 범죄였다.

미용 목적의 성형도 사람의 생명과 건강을 최우선으로 해야 하는 의료의 한 분야이다. 그런데도 공장형 병원을 운영하다 결국 의료사고를 일으킨 G성형외과 사건은 우리 사회에 큰 충격을 주었다. 해당 병원에서는 어떻게든 이를 덮으려고 했으나, 결과적으로는 사건의 경위가 일파만파 퍼지게 되었다. 성형외과의사회에서도 이례적으로 이를 고발 조치했을 만큼 중요한 사건이었다.

해당 대형 병원은 7년씩이나 이 사건의 재판을 끌었고, 단지 월급의사였던 봉직의, 집도의 개인의 책임으로 덮어씌우려 했다. 그러나 집도의가 대표 원장과의 대화를 녹음한 녹취록을 언론에 공개하면서 오히려 사건은 더 큰 사회적 파문을 일으켰다. 결국 대형 성형외과의 대표 원장은 징역 실형을 선고받고 교도소에 들어갔다.

2016년, 미용 수술 사망 사건이 또 일어났다. 바로 '故 권대희 씨 사건'이다. 의사가 공장형 수술을 하다가 출혈량이 많은 해당 환자를 돌보지 않아 방치되던 중 사망하게 된 것이다. 이 사건은 수술실의 CCTV 논란을 불러일으켰다.

권대희 씨 사건이 크게 불거진 이유는 공장형 수술에서 필연적으로 발생할 수밖에 없는 구조적 현상이 드러났기 때문이다. 미용 수술에 대한 사회적 경각심이 필요함에도 그 본질이 공공에 깨우쳐지지 못하고 있는 현실이 안타깝다.

이 와중에 병원과 4년째 소송전을 지속하고 있는 권대희 씨의 어머니는 수술실 CCTV법을 청원했고 이 법은 아직도 사회적으로 논란이 되고 있다. 이 사건을 통해서 확실히 인지해야 하는 부분은, 이제는 미용 의료 시장에 대한 국가 차원의 통제가 필요하다는 점이다. 제한도, 통제도 없는 미용 수술 분야의 마구잡이식 이윤몰이에 의한 상업화, 기업화된 사업 방식이 이러한 비극을 불러왔기 때문이다.

지금까지 보건당국은 미용 의료 분야의 과대 허위 광고와 공장형 수술, 유령수술 등에 관심이 없어 보였다. 그러나 앞으로는 달라져야 한다. 당국은 미용 의료에 대한 버스 광고, 지하철 광고, 성형앱 등 편법적인 광고를 철저히 통제해야 한다. 또한 대리수술, 공장형 수술을 막기 위해 각급 보건소에서 의사 1명에 수술실 1개라는 원칙을 정하고 수시로 감시해야 한다. 특히 미용 성형 병·의원으로 불법적인 자본이 들어가고 지분, 주주 관계 등이 생기는 데 대한 처벌이 강화될 필요가 있다. 성추행, 성폭행을 반복해서 일삼는 악질 의사들에 대한 범죄 이력 공개제도도 절실하다.

이미 브로커들, 온라인 광고 대행업자들과 중국 투자자들이 한국의 성형 병·의원에 암암리에 투자해 지분을 취득했다고 알려져 있다. 그렇게 되면 이런 병·의원들은 오로지 투자자와 주주들의 이해관계만을 위해 무리한 수술을 진행하고 유령수술, 공장형 수술을 할 수밖에 없다.

수술실 CCTV에 대하여

우리나라의 미용 성형은 '한류 열풍'과 더불어 아시아 전역에 알려졌다. 홍콩, 중국 등에서 입국해 한국에서 수술받은 환자들이 늘어나면서 뇌사 또는 사망하는 사건 역시 너무나 많아졌다. 이 일은 미용 성형에 대한 당국의 엉성한 통제와 무관심 때문에 이 지경까지 오게 되었다.

수술실 CCTV에 대해서는 2021년 6월 국회 소위에서 논란 끝에 계류되었다. 나는 수술실 CCTV 문제가 의사-환자 간 불신이 극에 다다름으로 인해 촉발된 논쟁으로 생각했다. CCTV에만 논의가 집중되어 결국 아무런 진전도 없이 이 문제의식이 사라지지 않을까 우려도 됐다. 국회에서 관련 논의가 계속 불발되며 시간만 흐르고 있는 걸 보면 그런 내 예측이 차츰 맞아떨어지는 것 같아 불안하기만 하다. CCTV를 법적으로 강제화하는 해외 사례를 찾아보기도 어렵고, 이 법안을 무리하게 밀어붙이는 것은 전부 또는 전무(all or none)의 함정에 빠질 수 있었다. CCTV 강제화법이 어렵다면 대체 방법을 고민하는 것이 맞다. 내가 생각한 것은 '신고 포상금제 활성화'였다. 한번은 이런 고민을 담아 한 신문에 실었다.

수술실 CCTV 설치 법안에 대해 여전히 국회 보건복지위는 가닥을 잡지 못하고 있다. (중략) 이런 모든 현장의 문제들을 근절하기 위해, 나는 수술실 CCTV보다 병·의원 근무자 공익신고의 포상금제를 확대하는 방안이 더 현실적이라고 본다. 2013년 12월에 신사동 한 성형외과에서 발생한 여고생 뇌사 사건 및 유령수술 문제 공론화도 결국 내부 근무자의 공익신고가 주요한 동력이 되었다. (중략) 국회가 수술실 CCTV 하나에 너무 많은 에너지와 시간을 들이지 않았으면 좋겠다. 나는 그 법이 핵심을 벗어나 있으며, 문제 해결의 실익 역시 그다지 높지 않으리라 예견할 수밖에 없다.[*]

2020년 11월 발생한, 한스 바이오메드사의 유방 보형물에 비허가 물질 첨가와 같은 사태도 식약처 등의 미용 의료 제품에 대한 엉성한 감시와 무관하다 할 수 없다. 훨씬 더 적극적인 통제가 필요하고, 정부는 더 많은 돈과 인력을 들일 생각을 해야 한다. 그만큼 국내의 미용 의료 시장은 커져 있되, 그 덩치에 비해 감시와 통제는 부재하다. 언제든 똑같은 사건들이 또 일어날 수 있는 토양을 갖고 있다.

성형 공화국의 탄생

1990년대 초 미국, 실리콘 보형물이 류머티즘 등 자가면역질환을 일으킨다는 뜬소문이 돌았다. 미국 사회 전체가 그

---

[*] 〈수술실 CCTV는 핵심이 아니다…성형외과 의사의 제안〉, 오마이뉴스, 2021. 5. 21일 자.

이슈로 몇 년간이나 시끄러웠다. 언론은 연일 유방 보형물의 안전성에 관해 기사를 쏟아내며 이슈화시켰고 법무법인들은 실리콘 보형물로 수술을 받은 수많은 여성을 섭외해 거액의 손해배상소송에 나섰다.

한쪽에서는 왜 개인의 선택을 국가가 가로막느냐며 항변했고, 다른 한쪽에선 안전을 위해 이를 제재할 필요가 있음을 주장했다. 미국 식품의약처(FDA)는 갈팡질팡했다. 예뻐지겠다고 자발적으로 자기 몸에 손을 댄 여성들의 선택에 과연 국가가 관여할 수 있는지를 놓고 갑론을박이 벌어졌다. 의사들은 실리콘 보형물의 안전엔 문제가 없다는 뜻을 고수했다.

결국 1992년 4월, FDA는 최악의 결정을 내렸다. 인체에 어떤 질병을 유발한다는 과학적 근거가 없는 유방 실리콘 보형물에 대해 사실상 미국 내 판매금지 조치를 내렸다.

전 세계 수많은 여성을 상대로 보형물을 판매했던 실리콘 제작업체 다우코닝은 소송의 여파로 몇 년 후 파산했다. 미국은 이후 14년 동안 FDA가 이 결정을 철회하기까지 미용 목적으로 실리콘 유방 보형물을 사용하지 못했다.

미용 성형은 의료 행위이면서 동시에 산업적 측면을 지닌다. 1992년부터 약 30년에 가까운 세월이 흘렀지만, 미용 성형 시장이 엄청나게 커진 한국에서 우리의 고민은 여전히 그때 제기된 문제와 크게 다르지 않다. 미용 성형은 개인적인 영역에서 결정되는 것인데, 공공사회는 과연 어느 때, 어느 정도로 개입하고 제한하는 것이 옳은가? 치료 의학에서도 물론 과다진료가 존재하지만, 미용의학에서만큼은 아닐 것이다. 미용 의료에선 과대진료, 과대수술이 권해지는 게 일상이다. 과대수술에서는 의료사고와 부작용, 후유증이 발생할 가능성이 현저히 커진다. 이 때문에 어떤 식으로든 미용 성형에 대한 공공의 개입과 통제가 꼭 필요하다.

한국의 미용 성형 시장이 이토록 단기간에 급성장해 아시아 성형수술의 종주국으로 대우받을 수 있었던 이유가 뭘까? 혹자는 가부장적 전통과 남성 중심 문화가 강한 한국사회에서 여성들은 그런 사회의 요구에 충실히 따라야 했기 때문이라고 설명한다. 또 혹자는 저수가 체제인 한국 의료 시장에서 의사들이 국가보험의 간섭을 받지 않는 비보험 영역을 찾다 미용 성형에 정착했기 때문이라고 분석한다.

다 일리가 있지만 나는 경제적 팽창 시기에 미용 성형 의료가 상업-소비 논리와 결부되었던 상황을 자세히 돌아보아야 한다고 생각한다. 한국만큼 경제와 소비가 급격히 성장한 나라가 드물며, 그 소비의 급성장 시기에 발맞추어 성형 시장 역시 팽창했기 때문이다. 어떤 행정적, 합리적 규제와 간섭이 느슨한 상황에서 성형은 곧 '취향에 따른 소비'라는 공감대가 쉽게 안착해 한국의 기형적인 성형 시장 성장의 뼈대가 되었다.

성형도 의료이기 때문에, 부작용과 의료사고, 후유 장해 등이 반드시 발생하게 마련이다. 이러한 위험을 낮추기 위해 미용 성형 의료는 상업적 논리만으로 팽창하도록 내버려두면 안 되는데, 우리나라는 이에 대한 사회적인 안전핀이 빠진 상태로 흘러온 것이다.

IMF에서 벗어나던 2000년대 초반부터 2010년대 중반까지, 십수 년간 한국의 미용 성형 시장은 자고 일어나면 커져 있을 정도로 눈부시게 성장했다. 2010년대 중반, 강남의 유명 성형외과들에서 의료사고, 사망 사건이 연이어 발생해 언론에 대서특필되기 전까지는 말이다.

한국에서 미용 성형업계는 브레이크가 없는 화물트럭처럼 위태로운 질주를 지속해왔다. 그 끝에는 무서울 정도로 끔찍한 '비인간화'와 사고가 기다리고 있었다. 대형 병원들은 최단시간에 최고의 이윤을 뽑기 위해 수술실을 '공장화'하기 시작했다. 엄청난 양의 마케팅을 쏟아부어 환자들을 끌어모은 뒤 수술 과정을 컨베이어 벨트화한 것이다.

사람의 가치, 성형으로 높아질 수 있을까

∞∞∞∞∞∞∞

우리는 반드시 이야기하고 물어야 한다. 성형이란 인간의 가치를 개선하고 더 높이기 위한 수단이며, 이는 자신의 가치를 더 높이고 싶다는 개인의 욕구를 충족시킨다. 그런데 어째서 가면 갈수록 인간의 가치를 떨어뜨리기만 한단 말인가? 컨베이어 벨트처럼 돌아가는 공장형 수술과 유령수술은 환자의 인권을 말살하고 기만했으며, 인간의 생명을 위험에 빠뜨렸다. 그러면서도 그런 시스템을 만들고 운영한 자들은 늘 후안무치했다. 그 민낯을 접하면 누구라도 경악을 금치 못할 것이다.

지금 한국 성형의 위험한 질주에 대해 세세하게 짚어보고, 대체 어떤 이유로 이런 상황까지 오게 되었는지를 분석하고 대화하려는 이유도 그래야만 인간을 위한 성형, 인간의 가치를 높이는 미용 성형 의료가 자리 잡을 수 있기 때문이다.

한국의 수많은 미용 성형외과 병·의원들과 의사들은 몇십 년간 "상처 입은 자신감을 회복하기 위해, 자신의 가치를 더 높이기 위해 성형을"이라는 프로파간다를 외쳐왔다. 즉 미용 성형은 순기능을 갖고 있다는 점만을 강조해온 것이다.

물론 모든 사람은 자기계발을 하는 방법과 결정에 대해 자유를 갖고 있다. 그러나 우리 사회에서는 그러한 과정의 끝에 너무나 불행한 결과들이 양산되곤 했다. 양악 수술 후 숟가락을 입에 넣지 못할 정도로 후유증을 겪는 환자처럼 말이다.

이 모든 문제는 미용 성형업계 공급자인 병·의원이 과도한 탐욕을 부린 데서 연유한 것일까? 아니면 소비자들이 병·의원을 찾아와 아름다움美에 대한 과도한 집착과 욕심을 부렸던 때문일까?

이 질문은 미용 성형을 공급하는 의사와 병·의원에서 답해야 한다. 미용 성형을 하는 수많은 병·의원들은 과연 그것을 원하여 방문하는 소비자들candidates과 어떤 대화를 해야 할 것인가? 매일 만나는 환자들과 마주 앉아서, 의사는 미용 성형은 무엇이라고 그들에게 얘기하고 판단하도록 도울 것인가? 이것은 의사로서 내가 가장 핵심적이라고 생각하는 부분이기도 하다.

한국의 의료 실태는 구조적으로 미용 의료가 커질 수밖에 없다. 미용이 아닌 다른 쪽으로는 팽창할 수가 없었다. 보험수가를 정해놓고, 심사평가를 통해 삭감하는 등 치료 의학에 관해선 전방위적인 제약이 걸려 있는데, 미용 쪽만 아무

제약이 없으니 온갖 과의 의사들이 다 그쪽으로 몰리는 풍선효과가 나타난 것이다.

우리 사회도 이제는 성형에 대한 인식과 개념들이 정립되는 과정들을 돌이켜보고, 과연 이대로 가도록 놓아두는 것이 합당하냐는 질문을 곱씹어볼 시기가 되었다. 반복해서 말하지만 나는, 미용 의료에 대한 사회적 제약이 필요하다고 생각한다. 그래야만 소비자들도, 공급자들도 제자리를 찾을 수 있다. 지금의 상태는 매우 위험하다.

한국 성형은 짧은 시간에 많은 발전을 이루었다. 술기상, 학술상으로 많은 과제를 해결하고 교육 활동도 더 풍성해졌다. 그러나 성형업계와 의사-환자의 관계 등 성형 의료의 질과 제반 상황은 위기 속에 있다. 이런 위기를 초래한 원인은 브로커나 사무장 등을 끌어들인 의사들에게도 있지만, 의료광고에 대한 법과 규제의 부재, 수사-사법 기관의 무관심과 무책임함, 식약처와 보건소 등 담당기관의 무사안일 등에도 큰 이유가 있다. 환자들의 피해가 생기지 않도록 언론, 보건당국과 국회 소관위 등에서 바로잡아주길 바란다.

3

범람하는 비전문의
성형수술

그들은 왜 전공이 아닌 '미용과'를 선택했을까?

의사면허 고시는 의과대학의 지정된 교육과정을 이수한 자들에 한해 응시가 가능하며, 시험에 합격한 이들에게 의사 면허를 준다. 전문의 자격증은 전문과목의 교육과 훈련을 받은 자 가운데 전문의 자격시험을 통과한 이들에게 부여한다.

면허와 자격의 차이는 무엇일까? 면허증은 무면허자가 해당 행위를 했을 경우 처벌하는 규정이 있다. 그러나 자격증은 무자격자가 해당 행위를 했을 때 처벌하는 일이 없다. 즉, 의사면허증이 없는 자가 의료 행위를 했다면 이는 의료법 조항에 따라 위법한 것으로 판단해 법적 처벌이 내려진다. 그러나 성형외과 전문의 자격증이 없는 다른 의사가 성형외과수술을 했을 때는 이를 처벌하지 않는다.

마찬가지로 성형외과 전문의가 MRI를 판독했다면, 그가 영상의학과 전문의가 아니라는 이유로 처벌하지 않는다. 또 일반외과 의사가 돈을 받고 유방확대 수술을 한다 해도 이를 처벌하지 않는다.

그러나 성형외과 전문의가 포경수술을 하기 위해 비뇨기과 영역을 침범하는 일은 잘 일어나지 않는다. 그 이유는 포경수술은 국민건강보험 수가가 정해져 있는 항목이므로 수술 가격이 매우 저렴하기 때문이다. 반면 미용 성형수술은 건강보험이 적용되지 않기 때문에 병·의원들의 자율경쟁으로 가격이 민간에서 결정된다. 그래서 성형외과 전문의가 아닌 다른 과목의 전문의들이 미용 성형을 하려 드는 것이다.

이런 현상이 우리나라만큼 뚜렷하게 일어나는 곳도 없다. 한국은 일찌감치 전 국민의 건강보험이 제도적으로 확립되어 있어 건강과 수명에 직결된 수많은 진료의 가격들이 아주 저렴하게 유지되고 있다. 그래서 전문의들이 개원해 특별한 수를 쓰지 않는 이상 정상적으로 병·의원을 유지하기가 어렵다. 특히 흉부외과, 비뇨기과, 일반외과, 산부인과와 같은 중요한 임상 진료과목들에서 전문의들이 독립적으로 생존하기는 사실상 힘들다. 이러한 주요 진료과목 의사들이 개원하여 살아남으려면 병원을 대형화해야 하는데, 개인의 자금력으로는 될 일이 아니라서 대부분 병원에 취업하려는 의사들이 많다. 이런 형태를 개원의에 대비하여 '봉직의'라고 부른다. 월급을 받고 일하는, 말 그대로 '취업 의사'란 뜻이다.

그러나 이런 주요 과목들의 가장 큰 문제는 치명적인 의료사고가 발생할 가능성이 늘 존재한다는 것이다. 의료사고가 한 건이라도 생긴다면 의사로서 감당할 수 없을 정도의 금전을 보상해야 하거나, 심지어는 징역형이나 금고형을 받기도한다. 이건 어찌 보면 한국 의료계가 가진 큰 모순점 중 하나이다. 가장 중요하고 어려운 일을 하는 과목의 의사들이, 다른 진료과목에 종사하는 의사들에 비해 낮은 급여를 받을 뿐 아니라, 의료사고 시 과실이 인정될 경우 더 혹독한 처벌을 받는다는 것이다. 이 때문에 주요 필수과목 전문의들이 자신의 오랜 수련 기간을 통해 터득한 지식과 술기를 모두포기하고 비보험 분야, 즉 미용 성형 분야로 유입되고 있다.

단지 돈만 밝히는 의사들이라고 비판해서는 안 된다. 이 문제는 한국의 오랜 저수가 정책과 지나칠 정도로 시장경제식으로 운영된 병·의원 경쟁 체제와 관련이 깊다. 구조적, 제도적으로 필수 의료에 대한 지원과 공공의 배려가 전혀 없다보니, 의욕을 잃은 일부 해당 과목 전공자들이 미용 성형 의료 쪽으로 유입되어 과포화 상태가 되는 것이다.

뒤늦게 미용 의료에 뛰어들게 된 다른 과목의 전문의들,

일반의들(전문의 자격을 갖지 아니한 의사들)도 처음에는 그냥 어깨너머로 배우면서 시도했지만, 경쟁이 심해지고 유입되는 의사 수가 갈수록 늘어나니 이젠 미용 의료에 대한 학회들을 세우고 자신들끼리 공부를 하기 시작했다. 학회 가입자 수는 폭발적으로 증가해, 대한성형외과 본 학회보다도 훨씬 더 큰 규모로 학술대회를 열 정도에 이르렀다.

그러나 여전히 이와 같은 현상을 우려스럽게 바라볼 수밖에 없다. 이는 기형적인 것이다. 전문의들이 긴 시간 동안 훈련받은 자신의 전공과목을 살리지 못하고 생판 알지 못하는 미용 분야에 뛰어들 수밖에 없으니 말이다. 이러한 '타과 전문의'들은 한결같이 이렇게 말한다. "누가 하고 싶어서 이렇게 하고 있겠나." 즉, 생존하기 위해 어쩔 수 없이 미용 성형을 배우게 됐다는 뜻이다. 환자들을 위해서라도 필수의료 전문의들이 어렵게 취득한 전공과목의 경험과 지식을 살리면서 충분히 생존할 수 있는 구조를 만들어야 한다.

의사라는 직종이 다른 직종에 비교해 훨씬 많은 급여를 받는데 무슨 소리냐는 말이 나올 수 있다. 의사가 자신의 병원을 정상적으로 잘 운영해나가거나, 탄탄한 병원에 취직해 일하는 상황이라면 그렇다. 그러나 그런 통계에 잡히지 않는 의사들이 대단히 많다. 수많은 의사가 자신의 전공과는 어울

범람하는 비전문의 성형수술

리지 않는 다른 일을 하면서 지내고 있다. 신용불량자가 되어 어디 있는지 모르거나 외국으로 떠난 의사들도 있다.

한국은 국가나 공공이 투자하여 운영하는 병원의 수가 10%도 되지 않는다. 90%가 민간이 투자, 운영하는 병원이다 보니 의료가 공공성을 잃고 시장경제의 성격을 띠게 되었다. 민간병원 사이에 약육강식의 경쟁이 벌어지고, 그 속에서 병·의원들은 오로지 돈이 되는 것만 하려 드는 왜곡된 체제가 굳어진 것이다. 이런 구조는 국가가 공공의 입장에서 의료의 뿌리를 다시 탄탄하게 설계하고 차분히 투자, 운영, 관여하여 긴 시간 동안 바로잡아나가야만 한다.

성형외과만의 전문의 수련과정이 필요한 이유

미용 수술을 하는 의사는 어떤 훈련을 받아야 할까? 무엇으로 그 자격을 인정받을 수 있을까?

잊지 말아야 할 것은 미용 수술도 역시 인체를 침습하는 수술이란 점이다. 사람의 몸은 치료 목적으로 칼을 대건, 미용 목적으로 칼을 대건 같은 반응을 보인다. 마취해야 하고, 출혈이 일어나고, 감염 방지를 해야 하는 등 모든 부분이 똑같다.

　물론 미용 수술만의 고유하고 중요한 특징도 있다. 예컨대 일반외과는 간, 콩팥, 대장, 소장 등의 주요 장기 등을 수술하기에 장기와 주변 해부학에 밝아야 하고 장이 어떻게 움직이고 반응하는지에 대해 풍부한 경험을 쌓아야 한다. 이와 달리 성형외과는 주로 민감하고 약한 조직들을 많이 다룬다. 눈, 코, 입술, 이마, 볼, 턱, 귀, 두피, 유방, 유두, 목, 손가락, 그 외의 피부 등과 같은 부분들이다. 이런 부위들은 매우 작지만 민감하다. 너무 강하게 다루면 쉽게 괴사할 수 있고, 조직 손상이 조금이라도 일어나면 심각한 문제로 받아들여지곤 한다. 만약 동전 크기만 한 흉터가 등과 이마 중앙에 각각 생겼다고 할 때, 그걸 심각하게 받아들이는 정도가 과연 비슷할까? 전자와 비교하면 후자의 경우는 도저히 그냥 넘어갈 수 없는 심각한 상황으로 받아들여질 것이다.

　그게 성형외과의 주요 관심사이자 주의점이다. 생명을 다루는 상황이나 분초를 다투는 응급 질환과 관련돼 있진 않다. 그러나 성형외과만의 절대적으로 금기시되는 주의사항들이 있다. 그것들을 조금이라도 부주의해 지나친다면 환자로선 사회생활에 치명적인 문제를 초래할 수 있다. 그러므로 성형외과 의사의 훈련과정은, 이러한 작고 민감한 부분을 어떻게 다루는지에 대한 술기와 해당하는 기구를 조작하는 법 등으로 시작한다. 이런 과정은 생각보다 오랜 기간이 소요된다. 일반외과나 흉부외과, 정형외과, 산부인과 등에서는 겪을 수 없는 과정들이다.

미용 수술을 하는 의사라면 얼굴이나 목 등 주요 부위의 손상이 일어났을 때 어떻게 대처해야 하는지 반드시 알아야 한다. 1도 화상에서처럼 상피만 조금 벗겨지고 말았다면 특별한 처치 없이도 원상복구가 되겠지만, 그 이상의 깊이를 침범하는 손상이 발생했다면 그땐 죽은 살을 도려내고 건강한 살들끼리 서로 붙을 수 있도록 여러 가지 조치를 해야 한다.

성형외과에서는 괴사조직들이 있을 때 결코 광범위하게 제거하지 않는다. 그보다는 조금이라도 살 여지가 있어 보이면 일단 더 남기려 애쓰는 편이다. 이런 개념은 다른 진료과목에서 다루는 기본적인 처치법과 차이가 있다. 예를 들어 코를 높고 뾰족하게 만드는 수술을 했는데 코끝에 피부의 괴사가 발생하거나 코끝 피부에서 까맣게 죽은 조직이 있다면 남김없이 걷어내야 하지만, 그렇지 않고 조금이라도 살 여지가 있어 보이는 조직이 있다면 어떻게든 남기려 하는 것이 성형외과 술기의 특성이다. 그런 곳에 다른 곳의 피부를 이식해 덮는다면 더 보기 싫어지기 때문이다. 그런 면에서 성형외과는 파괴하고 제거하려 하기보단 보존하고 재건하는 것을 능사로 하는 분야라 할 수 있다.

다른 병원에서 수술 후 문제가 생겨 상담을 온 환자를 받다 보면 깜짝 놀랄 때가 꽤 있다. 나라고 항상 완벽한 것은 아니지만, 선을 넘어간 심각한 문제들은 안타까움을 넘어선다. 예컨대 가슴에 보형물을 넣은 환자에게 반영구적 필러를 살에 주입한 예가 있었다. 환자는 살이 붉고 부어오르고 있는 것으로 보아 염증 반응이 진행 중인 것이 명백했다. 열어 보니 '반영구 필러'들이 보형물 주변으로 흩어져 있고, 그 주변으로 농이 발생해 있었다. 피부 전체가 괴사하지 않은 것이 다행이었다. 그러나 염증이 심하다 보니 보형물도 일단 제거할 수밖에 없었다. 얼마간 시간이 지난 후에 따로 날짜를 잡아서 보형물을 재삽입하는 수술을 했다.

눈 수술을 받고 온 다른 환자의 상황은 이보다 더했다. 쌍꺼풀 수술을 흔하게 생각하지만, 사실 눈꺼풀을 건드리는 수술이야말로 굉장한 경험과 기술이 필요하고 공부도 많이 해야 한다. 그런데도 섣불리 환자의 눈이 가진 문제를 깨우치지 못한 채 건드리는 일반의나 타과 전문의들이 많다. 눈꺼풀은 조직의 전체 양 자체가 적다. 그러니 쌍꺼풀을 크고 확실하게 만들겠다고 그 피부를 무작정 베어냈다간 큰일이 난다. 그런데 이 환자의 경우 눈꺼풀 근육과 기타 조직들이 거의 안 남아 있어 재수술이 매우 힘들었다. 1차 수술을 할 때 눈꺼풀의 조직을 너무 많이 제거해버렸기 때문이다. 이런 일들이 비일비재하다.

성형외과 분야에 20년 가까운 세월을 몸담으면서 황당한 경우도 많이 겪었고, 그런 문제들에 대처하면서 배움을 얻기도 했다. 최악의 경우는 대부분 비전문의들이 행한 수술에서 일어났다. 어쩌면 비전문의들이 전문의들보다 성형수술을 더 많이 하고 있는 지금의 상황이 바뀌려면 필수진료과목을 전공하고 공부한 의사들이 자신이 배우고 훈련한 전문 과목에 충분히 종사하며 살아갈 수 있도록 조건이 갖춰져야 하는 게 우선이다. 그래야 우리나라에서 미용 목적의 수술 후 발생하곤 하는 '선을 넘은' 재앙적 상황들을 예방할 수 있을 것이다.

4

그저 '예쁘면'
다 된다고요?

카메라야, 카메라야, 세상에서 누가 제일 이쁘니?

성형을 '결행'하기 전에 반드시 생각해봐야 할 중요한 문제가 있다. 쌍꺼풀, 코, 안면윤곽, 가슴, 몸매 등 성형수술을 하면 내가 과연 더 아름다워질 것인가? 아니면 더 추해질 것인가? 아니면 별 차이가 없을 것인가? 혹은 내 개성만 사라지는 것이 아닐까? 이런 부분에 관해 누구라도 고민을 할 것이고, 해야만 한다.

이런 고민에 있어 중요한 것은 과연 '무엇이 아름다움인가?'라는 질문에 대한 대답이다. 쉬운 건 아니다. 아름답다는 기준은 사람마다 제각각이다. 사람들 모두 주관적인 기준을 갖고 있고, 그 기준들이 대체로 일치하는 지점이 있다면 그것을 객관적이라고 일컫곤 한다. 그러나 그 역시 완전히 객관일 수는 없다. 일반적으로 그렇게 볼 뿐이다.

한국의 경우 미용수술의 초창기인 1980~90년대 초엔 인터넷도 없었고, 그저 사람들이 볼 수 있는 건 TV와 잡지, 신문뿐이었다. 일반인들이 지금처럼 SNS 등을 통해 자발적으로 자기 얼굴을 드러내는 일은 생각도 할 수 없었다. 당시 사람들은 미디어에 노출된 연예인들의 얼굴을 보면서 '아름다운 외모'에 대한 기준을 정립했다고 볼 수 있다.

그러니 1980~90년대에 우리 대중문화를 주름잡았던 연예인들의 얼굴을 떠올려보면 그 당시에 많은 사람이 생각했던 '미인'의 기준을 설명할 수도 있을 것이다. 화장품 모델로 많이 나왔던 황신혜와 이웅경, 청춘스타라고 불렸던 이상아와 이미연, 80년대 후반의 미스코리아 수상자 고현정, 오현경, 김성령 등을 생각하면 된다. 돌이켜보면 '미인'의 기준이란 문화의 영향을 강하게 받는다. 당시에는 꼭 큰 키를 미인의 조건으로 따지지 않았다. 지금은 미스코리아에 얼굴이라도 내밀려면 키가 170센티를 넘어야 한다. 이런 변화는 미인을 판단하는 데 있어 얼굴 못지않게 서구적 몸매를 중요하게 생각하는 풍조가 커졌음을 시사한다.

90년대를 주름잡은 여성 연예인들은 누구였을까? 최진실, 고소영, 전도연, 심은하 등 많은 스타가 배출되기 시작했다. 이것은 곧 케이블 TV와 영화 시장을 포함해, 국내의 미디

그저 '예쁘면' 다 된다고요?

어 시장 자체가 폭발적으로 성장했던 시기와 일치한다. 미디어가 다양화, 보편화되면서 '아름다움'에 대한 관점 역시 각각의 개성에 따라 다양한 시각에서 조명했다. 즉, 단순히 '청순가련' 일변도의 여성미에 대한 관점에서 탈피하기 시작한 것이다. 우리 문화가 빠르게 변화하고 있었음을 보여준다.

21세기, 그러니까 2000년대에 들어서 초고속 인터넷이 전국으로 깔렸고 미디어 콘텐츠는 이전과 비교할 수 없을 만큼 많고도 다양해졌다. 김태희, 전지현, 한가인, 송혜교, 이나영 등 수많은 '스타'가 그런 미디어를 주름잡았다. 연기자뿐 아니라 걸그룹, 예능인, MC 등에 이르기까지 다방면의 연예인들이 등장했다. 이와 궤를 같이하여 성형수술에 대한 수요도 폭발적으로 증가했다. 그런데 이때까지도 대중의 미인에 대한 관점은 주로 TV로 대표되는 '제도권 미디어'의 영향에서 벗어나지 못했다.

2010년대에 들어서야 비로소 대중은 미디어의 일방적인 통제로부터 점차 벗어났다. 생각보다 매우 빠르게 모바일 환경이 대세가 된 것이다. 모바일 시대는 이전까지의 제도권 미디어 시대와는 달라서, 콘텐츠 선택에 있어 공급자가 아닌 사용자가 중심이 된다. 이러한 사용자 중심의 문화가 퍼지자 대중은 언제든 자신이 원하는 때에 자신의 구미에 맞는 콘텐츠를 골라서 볼 수 있었다. 아름다움에 대한 관점도 이전의 획일적인 방향으로부터, 점차 개인적이고 취향 중심적인 방향으로 다변화된다.

이후 페이스북, 트위터 등 SNS가 보편화하면서 일반인들이 인스타그램, 유튜브 등에 자신의 외모를 노출하는 것을 아무렇지도 않게 생각하는 세태가 퍼졌다. SNS 세상에서는 외모의 노출이 워낙 일상적이다 보니, 일반인들의 외모에 대한 의식이 어떤 공식도 따르지 않고 자유로워졌다. 그러나 연예인화된 일반인들, 유명 VJ나 인스타, 유튜브 등의 인플루언서들로부터 여전히 영향을 받는 것은 분명해 보인다. 전체적인 과정을 정리해보면, 사람들은 미디어의 영향에서 벗어나지 못하였고 언제나 미디어가 조망하는 바탕 위에서 아름다움의 기준과 개념을 수립하고 있다. 다만 영향을 받는 미디어의 종류와 성격이 매우 달라졌을 뿐 아니라 다양해지고 개인화되었다. '미'의 기준 변화에 대한 전체적인 경향성을 정리하면 이렇다.

1. 대중이 '미'에 대해 미디어로부터 영향을 받는 경향은 아직 강하다.
2. 다소곳하고 얌전한 이미지로부터, 자극적이고 성적 매력을

발산하는 이미지로 선망의 대상이 변화했다.

3. 획일적인 기준에서 탈피해 개성을 인정하고 자기만의 기준을 찾는 것으로 성향이 변화했다.

4. 몸매에 대한 중요성이 더 증가해 다이어트와 체중 감량에 대한 대중의 관심이 더 커졌다.

5. 미디어 시장이 계속 팽창하고 SNS 이용자도 증가하면서, 연예인, 준연예인의 수도 계속 늘어났다. 유튜브 광고 등 경제적 의미도 가지는 이런 '미의 경쟁' 속에서 더 많은 사람의 관심을 받기 위해 더 튀고 자극적인 이미지를 얻기 원하는 경향이 뚜렷해졌다.

6. SNS, 1인 미디어의 시대에는 단지 '미인'이라는 사실만으로 특정 대중의 관심을 받기 어려워졌다. 개성과 미가 함께 중요해졌다.

SNS, 미의 기준을 흔들다

∞∞∞∞∞∞∞∞∞∞

2019년 교육부가 발표한 초·중등 진로교육 현황조사에서 초등학생 장래희망 1위는 운동선수, 2위는 교사, 3위가 유튜버와 BJ 등 '크리에이터'가 올라왔다. 전통적인 '높은 신분'

의 직업인 법조인과 의사 등 '사' 자 돌림 전문직보다 위와 같은 '크리에이터'가 더 선망의 대상이 되는 데엔 상당한 시사점이 있고 분석할 바가 많을 것이다. 성장기의 학생들에게 위와 같이 불특정 다수의 대중을 향해 자기 외모를 노출하면서 준연예인처럼 활동하는 것을 직업으로 하는 일이 매력적으로 받아들여진다는 점은 SNS 시대의 커다란 변화를 시사하는 것이다.

사람들에게 자기 외모를 노출할 수밖에 없는 일이 인기가 많다는 것은, 외모란 단지 관심의 대상이 되는 것을 넘어서 수입 창출과 생활의 기반이 될 수 있다는 걸 뜻한다.

이처럼 매체와 채널이 몇 개 안 되는 미디어에서 수직적으로 연예인들에 의한 관점이 형성되었고 대중의 성형에 관한 개념들이 단순 도식화되었다.

<과거의 경우>

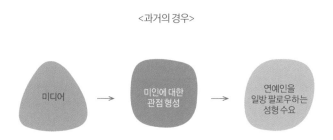

미디어 → 미인에 대한 관점 형성 → 연예인을 일방 팔로우하는 성형 수요

<SNS 시대의 요즘>

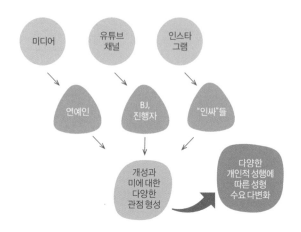

위 그림과 같이 여러 채널을 통해 미에 대한 다양한 관점을 갖게 되고 성형도 그러한 개인적 수요에 의해 다양한 조건을 내걸기 시작했음을 보여준다.

미디어의 과다한 영향에 노출되어 있던 대중의 미에 대한 개념은 과거엔 수직적, 일방적이었으나 SNS를 통해 관계를 맺는 시대인 현재는 매우 다차원적으로 바뀌었다고 할 수 있다. 성형에 대한 수요 역시 일방적이거나 수직적이기보단 수평적으로 영향을 받는 경향이 뚜렷해졌다.

예컨대 한때 온라인 쇼핑몰로 탑을 달렸던 '임○○'가 '인플루언서'로서 어떻게 영향을 미쳤는가를 보면 좋은 예가 될 것 같다. 여성들이 원하는 것은 물론 아름다운 외모이지만, '어떤 식의 아름다움인가'에 대해서는 좀 더 생각해볼 만하다.

임○○ 쇼핑몰은 한때 연 매출 1,700억에 달할 정도로 성공 가도를 달렸다. 이 쇼핑몰의 운영자인 임 씨는 자그마치 84만 명이 넘는 인스타그램 팔로워를 보유하고 있는 인플루언서로 SNS를 통해 인지도를 얻고 있었다. 현재 여러 사건·사고를 겪으며 그 영향력과 사세는 많이 줄었지만, 한때 여성복, 화장품 등을 온라인을 통해 판매하며 엄청난 매출을 올렸고 국내뿐 아니라 중국 등 해외에도 진출해 사세를 확장했다.

운영자로서 모델 활동을 겸한 임 씨가 이렇게 짧은 시간에 성공 가도를 달릴 수 있었던 것은 임 씨의 개성과 외모를 잘 살린 마케팅 방식이 SNS와 잘 맞아떨어졌기 때문이다.

임 씨의 외모만을 놓고 얘기한다면 우리가 TV에서 접하는 톱스타급 연예인이라고 하긴 어렵다. 온라인 쇼핑몰의 운영자이자 모델을 겸하고 있는 큰 키에 빼어난 몸매를 갖춘 수많은 경쟁자보다 화려한 외모를 가졌다고 말하기도 역시 어렵다. 그러나 임 씨의 외모가 밝고 긍정적인 인상을 주고, 언제든 대화할 수 있는 편안한 친구 같은 이미지를 주었다는 점이 이 쇼핑몰이 승승장구한 원인이 되지 않았나 생각한다.

그저 '예쁘면' 다 된다고요?

바로 이러한 면에서 모바일과 SNS의 시대인 현재는 과거와 달리, 외모에서도 고객 수요에 대한 맞춤형 이미지를 호소할 수 있느냐가 관건이 되었다. 모델이 흠잡을 데 없는 미모를 뽐내기만 하는 것은 '평등'의 SNS 시대에 맞지 않는다. 그보단 대중의 손에 잡힐 만한 친근한 이미지와 분위기를 호소하는 게 더 많은 관심과 경제적 효과를 창출한다. 현대는 과거 미디어의 수직적이고 일방적인 '전달 관계'를 벗어나, SNS를 통한 다자간의 네트워크 관계로 전환된 시대이다. 현대인들의 관심은 '누가 더 예쁘냐'에 있다기보단 '누가 더 내 마음에 드느냐, 누가 더 내게 호감을 줬느냐'로 옮겨갔다고도 말할 수 있다. 성형에 대한 대중적 개념 역시 "내가 누구보다도 예뻐지겠다"보다는 "나만의 매력과 개성을 어필하겠다"로 옮겨가고 있다고 설명할 수 있다.

바로 이 같은 면 때문에 임○○는 이른바 '호박즙 사태'로 인해 그렇게 수평적으로 모여든 열렬한 팔로워들로부터 빠르게 외면받았고, 곧바로 그들이 안티 소비자로 전환되는 상황에 직면했다. 검찰, 공정위 조사가 시작되자 사태는 일파만파로 번졌다. 곧 SNS를 이용하는 마켓 전체에 대한 관련법의 국회 입법 예고까지 이어졌다. 이러한 일련의 과정을 보면 SNS와 수평적 네트워크의 시대에서 대중은 어떤 식으로 소비를 하고 있는지, 그리고 '아름다움'에 대한 대중적 상식은 어떻게 변모했는지 많은 점을 알 수 있다.

'무엇이 아름다움인가?'라는 질문은 추상적이고 주관적이다. 그런데 그 대답의 패턴이 변화했다는 사실만큼은 우리가 객관적으로 이야기할 수 있다. 아름다움의 기준을 묻는 질문에 대한 답이 예전에는 획일적이었다. 그러나 시간이 지날수록 더 다양화되고 개성이 존중되는 방향으로 변화했다. 대중문화의 외연이 넓어지고 취향이 존중되면서 대중 각자가 소망하는 바와 요구들도 다변화했기 때문이다. 옛날에는 커피를 달라고 하면 설탕을 넣을 것인가 말 것인가만을 물었는데, 현재는 커피의 종류만 20가지가 넘어 주문이 복잡해진 것과 같다. 이제 무엇이 아름다움인가 하는 질문에서 파생되는 여러 가지 다른 질문에 직면할 것이다. 우리는 이어서 '어떤 아름다움을 추구하는가?'라는 질문에 대해 고민해볼 것이다.

5

SNS 시대의 아름다움이란
무엇일까요?

제 눈의 안경? 과연 그럴까?

아름다움을 추구하는 것은 인간의 본성이다. 심리학자들은 갓난아기조차 젊고 아름다운 얼굴을 더 오래 쳐다본다고 한다. 그 아름다움의 기준은 문화와 강력한 연관이 있고, 문화는 미디어의 영향을 강하게 받는다. 예를 들어 미국은 아프리카계, 동아시아계, 인도계, 유럽계, 아랍계, 중남미계, 인디언계 등 여러 인종이 다양하게 섞여서 살고 있다. 이런 나라이니 여러 문화가 혼재하고 사람들의 가치관도 다양해 그들이 추구하는 미의 기준도 제각각 다르다.

한 13년쯤 전일까, 진료실에 30대 초반의 여성이 찾아왔다. 이 여성은 10년 가까이 독일에서 유학하다가 방학을 맞아 한국에 들어왔다. 우리나라 사람치고는 몸집이 좀 큰 편이었고, 얼굴은 각지고 눈은 작고 코는 낮은 편이었다. 그의 부모는 그의 눈과 코를 수술하길 원했다. 그는 가족의 성화에 못 이겨 여기까지 왔다고 했다. 그러면서 부모가 자리에 없을 때, 유럽에서 자신이 겪은 일화를 이야기했다.

"공원에 혼자 앉아 있는데 독일인 노부부가 저를 쳐다보고 있는 거예요. 왜 저러나 싶어서 봤더니 그들이 말했어요. '너무 매력적인 얼굴이에요. 좀 더 봐도 되나요?' 너무 진지한 표정이라 장난이라고 생각할 수가 없었어요. 그래서 그러라고 했지요. 그들은 진짜로 몇 분 동안 하염없이 저를 쳐다보다가 가더라고요. 거기선 내가 뚱뚱하다고 하는 사람이 하나도 없고 나이가 몇 살이냐고 묻는 사람은 더더욱 없었어요. 결혼을 왜 안 하느냐고 묻는 사람도 전혀 없었죠. 그런데 한국에 오니 모든 사람이 전부 다 그걸 봤어요. '너 다이어트 안 하니, 성형 안 해도 되겠니, 나이가 몇인데 결혼을 언제 할 거냐.' 한국에 온 한 달 동안 하루도 안 빼놓고 그 소리만 듣다가 결국 이곳에 왔어요."

말하는 그녀의 표정이 약간 허탈해 보였다. 나는 그의 마음을 이해할 수 있었다.

싱가포르에 초청받아 갔던 일이 기억났다. 그곳의 어느 미용센터, 그러니까 우리나라와는 좀 다른 의미의 스파Spa에서 성형을 원하는 여성들을 상담했던 적이 있었다. 싱가포르는 중국, 홍콩과는 많이 다른 곳이다. 중국계 화교가 주류라고는 하지만, 말레이시아인도 많고 중동이 가까워서 아랍계와 인도계, 유럽인과 호주인 등 다양한 인종이 혼재된 상당히 국제적인 도시국가이다. 나는 키가 작고 뚱뚱한 체구의 흑인 여성과 상담을 했다. 스파의 매니저란 사람은 그녀가 더 예뻐지기 위해서 어떤 것을 해야겠느냐고 묻는다고 했다. 나는 늘 하던 대로, 지방흡입 수술에 관해 설명했다. 통역을 통해 내용을 들은 그 여성은 눈이 동그래지면서 "내가 어째서 그런 수술까지 해야 하느냐?"고 되물었다. 그런 상황이 되자 내가 더 당황스러웠다. 그녀는 자신이 몸매가 나쁘다고 생각하지 않는다는 것이었다. 사실 외모에 있어서 '나쁘다, 좋다' 평가하는 것 자체가 난센스였던 것 같다. 나는 아주 거대한 문화적 차이를 체험했다. 그리고 내가 가진 미에 대한 관념 역시 내가 소속된 문화권 안에서 만들어지고 통용되는 것이란 점을 깨달았다.

아름다움과 욕망의 상관관계

우리 사회의 '여성의 미'에 대한 관념이 외국과 비교해 어떻게 다른가를 생각하곤 한다. 한국이 다른 나라보다 아름다움에 관한 집착이 더 심한 것일까? 유독 여성이 아름다움에 대해 더 거세게 열망하는 것일까? 섣불리 그런 결론을 내릴 수 없다. 그 유학생을 쳐다본 독일인 부부는, 그의 동양적인 눈매와 낮은 코가 아름답고 신비롭다고 생각했을 수 있다. 큰 키와 긴 팔다리, 하얀 피부와 오뚝한 콧날은 그들이 흔하게 접하는 외모이기에 특별할 것이 없고 일상적인 것이지만, 낮은 코와 작은 눈을 가진 외모는 그렇지 않다. 그런 면에서 아름다움에 대한 추구는 내가 갖지 못한 것에 대한 동경일 수도 있다.

물론 그것이 절대적이라고 할 수는 없다. 문화가 달라도, 대체로 사람들이 원하고 추구하는 것들의 공통점은 있게 마련이다. 첫 번째가 바로 젊음이다. 어느 문화권이라도 늙어 보이는 것을 좋아하는 곳은 없다. 더 젊고 활기차 보이고 싶어 하는 것이 일반적이다. 그러니 전 세계적으로 공유되는 미적 가치는 '젊음 자체가 아름다움'이란 관점이며, 여기엔 예외가 있다고 논박하기 어렵다. 인간은 생명을 추구하고 죽음을 두려워하기 때문이다. 노화란 죽음을 향해 한발 한발 다가가는 것을 의미한다. 이것을 환영하는 사람은 없다.

젊어 보이게 만드는 미용 분야를 안티에이징antiaging(회춘

回春)이라 한다. 안티에이징이야말로 미용 성형에 있어서 첫손가락으로 꼽는 중요한 카테고리이다.

많은 사람이 두 번째로 추구하는 바는 육체의 균형과 조화이다. 팔이 너무 짧거나 긴 것처럼 신체의 어느 부분이 기형적으로 크거나 작은 것을 아름답다고 표현하진 않는다. 이처럼 아름다움의 정체 자체가 이상적인 비율과 균형, 조화라고 보기도 한다. 사람들은 고대 그리스의 비너스상을 인체를 가장 아름답게 표현한 8등신 구조라고 말한다. 모자라지도 넘치지도 않는 비율을 중요하게 생각하고, 그것을 아름다움으로 표현한 것이다. 사실 미용 성형에서 추구하는 바도 이러한 완벽한 비율과 조화이며, 성형외과 의사들은 그것을 이루기 위해 늘 애쓴다.

이러한 비율, 균형, 조화는 황금비율이니, 8등신이니 하는 어떤 숫자로 표상되기도 하는데, 사실 인간이 추구하는 아름다움을 그렇게 기계적 숫자로만 귀착시키는 것은 의미가 없다. 미술적 표현과 인간이 눈으로 보고 느끼는 아름다움은 다를 수밖에 없기 때문이다. 8등신과 같은 신체비율은 '이데아', 즉 이상적인 관념의 표현일 뿐이며, 인간의 미에 대한 관점은 분명히 자신만의 욕망과 소망을 담고 있다.

이는 세 번째로 인간이 아름다움에 대해 추구하는 바와

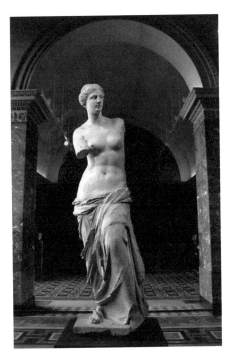

루브르박물관에 있는 밀로의 비너스 상.

관련된다. 바로 육감적 욕망이다. '아름다움'은 신들이 평가하는 것이 아니라, 인간이 평가하는 것인 이상 그것을 눈으로 보고 관찰하는 인간의 욕구가 깃들지 않을 수 없다. 바로 여기서 개개인의 콤플렉스가 드러나기도 한다. 키가 작은 남성이 키가 크고 늘씬한 여성을 사랑하게 되는 경향, 피부 트러블이 많아서 늘 고생하는 여성이 피부가 매끈한 남성을 원하는 경향 등 이런 예는 수없이 가져올 수 있다.

보편적으로 여성의 외모에 대해 남성의 욕망이 집중되는 아름다움은 '뇌쇄적인 아름다움'이라고 말하는, 육감적이고 성적인 매력을 의미한다. 여성의 외모에서 그런 육감적인 매력이 집중되는 곳은 어디일까? 바로 골반과 가슴이다.

골반은 생명이 잉태되는 자궁을 담고 있다. 모든 인간은 여성의 자궁에서 잉태되어 세상에 나온다. 그리고 모든 인간은 후손을 낳아 자신의 영속성을 이어나가려는 본능을 가진다. 과연 누가 그런 본연의 욕구에 부응하겠는가? 건강한 잉태능력을 가졌을 법한 여성이 가장 먼저 눈에 들어올 수밖에 없다. 그것이 잘 드러나는 곳이 여성의 골반이다. 유한하게 살 뿐인 인간이 영속적인 생명을 추구하는 한, 그 어떤 문화권에 있는 사람이라 할지라도 여성의 골반의 아름다움에 매료되지 않는 사람은 없다. 남성은 욕망하고, 여성은 부러워하는 것이다.

잘록한 허리를 원하는 이유도 이 때문이다. 허리가 잘록해야 골반의 라인이 살아나고 눈에 띈다. 허리에 군살이 잔뜩 껴 있고 하복부가 비만하다면 골반의 존재감이 잘 드러날 수 없다. 그러니 아름다움의 기준에 미달한다고 느끼는 것이다.

남성은 여성의 다리에 자꾸 시선을 보내는 경향이 있다. 다리는 골반으로 이어지는 곳이므로 자연스레 호기심이 드러나는 것이다. 너무 말랐거나 너무 살집이 많은 다리에 관심과 시선을 보내기란 어렵다. 다리는 허벅지로 올라갈수록 근육과 지방층을 충분히 갖고 있어야 아름다운 라인을 갖고 있음을 드러내준다. 다리가 유혹적인 이유는 그것이 은연중 건강한 골반을 암시하기 때문이다.

현대 여성의 옷차림은 옛날과 달리 신체의 많은 부분을 노출시키고 있지만, 단 두 군데만은 아직도 노출을 허용하지 않고 있다. 그것이 바로 골반과 가슴이다. 골반은 생명을 품는 너무나 귀중한 곳이기에 보호받아야 하는 곳이라는 관념이 사라지지 않는 것이다. 그러므로 사회적, 문화적으로 용인되는 여성의 옷차림, 스타일링은 아무리 진보적이라 하더라도 골반을 완전히 노출할 수가 없을 것이다.

가슴 역시 마찬가지이다. 인간이 태어나자마자 제일 먼저 하려는 일이 모유를 흡입하는 것이다. 유방과 유두는 불완전하게 태어난 인간이 생존할 수 있게 하는 제1의 조건이다. 식품과학이 발달하면서 조제분유가 나오게 되어 모유 수유 없이도 신생아가 살 수 있게 되었지만, 그래도 모유 수유의 중요성이 사라지진 않는다. 이 때문에 여성의 가슴은 인간에게 풍족함과 생명을 상징하는 것이다. 따라서 풍성하고 탄력 있는 가슴이, 유혹적인 여성의 외모에서 빠질 수 없는 기준이라는 점 역시 문화권을 막론하고 보편적이다.

이렇듯 여성에 대한 남성의 욕구 첫 번째와 두 번째가 골반과 가슴이라는 것은 부정하기 어렵다. 전 세계적으로 성형수술의 중요한 카테고리가 지방흡입, 가슴확대, 엉덩이 수술 등이 된 것은 당연한 결과인지도 모른다.

미용과 재건을 통틀어 현대의 성형외과학에서 가장 중요한 분야가 가슴 수술이라 해도 과언이 아니다. 옛날이나 지금이나 마찬가지다. 미국 성형외과의사회가 발간하는 『Plastic and Reconstructive Surgery』는 성형외과학의 가장 중요한 학술 논문집인데, 이 논문집에서 항상 첫 번째로 나오는 카테고리가 바로 유방 수술Breast surgery이다. 그 어떤 카테고리의 수술과 비교해도 추종을 불허할 정도로 많은 양의 연구들이 집중되어왔다. 미국 한 나라에서만 1년에 30만~40만 명의 여성이 유방 성형수술을 받고 있다. 그런데 이런 현상은 미국뿐만 아니라 세계 모든 나라에서 공통적으로 일어나는 일이기도 하다.

한국, 중국, 일본 등 동아시아의 성형 수요자들은 가슴 수술을 포함한 '몸매 수술', 그리고 '안티에이징'보다는 얼굴 수술(눈 수술, 코 수술)에 지금껏 많은 관심이 있었다. 이런 경향을 놓고, 위에서 설명한 '미'에 대한 보편적 추구 성향이 아시아에서는 다르다고 말해야 할까?

아니다. 젊음을 추구하며 신체의 균형을 중요시하고 육감적인 아름다움을 추구하는 성향은 아시아권에도 예외가 없다. 이것은 서양과는 다른, 동아시아 국가들의 문화적 특성에서 기인한다고 해석해야 한다.

아름다움에서의 패러다임 시프트

우리나라를 포함해 동양에서는 서양과 달리 눈 성형수술이 압도적으로 많다. 그 이유는 무엇일까? 강진성의 『성형외과학』에는 아래와 같은 기술이 있다.

일반적으로 한국인의 눈꺼풀은 두툼하다. 두툼한 눈꺼풀은 침울한 인상을 준다. 두툼한 눈꺼풀은 대체로 피부 자체가 두껍거나, 피부밑에 있는 눈둘레근이 발달했거나, 안와 지방이 밀고 나와 있거나, 눈꺼풀 판 앞 지방 혹은 결합 조직이 많아서 그렇다.[*]

[*] 강진성,『성형외과학 vol.II』, 군자출판사, 2004. p.863.

이런 눈은 특히 혹한기에 잘 노출되는 동북아시아의 환경과 관계있을 것이다. 눈꺼풀은 피부의 잉여량이 충분히 있어서 눈을 보호하게 되어 있다. 특히 안쪽 눈구석은 그것을 추가로 덮어주는 췌피, 즉 몽고주름이 있어서 이물질이 눈 속으로 파고들어 가는 위험을 피하게 해준다. 그 결과 동북아인의 눈은 전체적으로 인상이 강해 보이게 되었다.

그러나 농경사회로 넘어오면서 이같이 날카롭고 강해 보이는 눈매는 환영받지 못하게 되었을 것이다. 오히려 순한 눈매와 부지런해 보이는 인상이 좋은 느낌으로 받아들여지기 시작하지 않았을까? 농업이 삶의 전부였던 시절엔 노동력이 필요했고, 여성에겐 다산이 중요한 미덕이 되었다. 세계 곳곳의 농경사회에서 미인의 기준은 살집이 풍부해 보이고 골반이 넓은 여성이었다.

인하대학교 의과대학 성형외과의 황건 교수는 눈의 형태에 대해 아래와 같이 기술한 바 있다.

조선 시대 미인도와 현대 미인의 눈의 형태에는 현저한 차이를 보이는데, 조선 시대에서는 모두 홑꺼풀이면서 눈꺼풀 틈새 높이가 낮고 눈썹이 가늘며 윗눈꺼풀 높이가 높으며 눈꺼풀 틈새 경사가 현대 미인보다 훨씬 낮다. 조선 미인도에서 눈의 경사가 2.8

도로 현재 미인도의 8.1도보다 오히려 작아 이것이 사진과 그림의 표현의 차이라고 생각한다. (중략) 조선 시대에도 눈의 경사가 크지 않은 것이 온화한 여성의 상징이었기 때문에 그림인 미인도에서는 평균보다 낮은 2.8도로 표현했을 것으로 추측된다.[*]

눈의 경사가 클수록 사나워 보이게 마련인데, 과거 조선인들은 눈 경사가 낮은 '얌전한' 모양의 눈매를 더 선호했기 때문에 화가들이 그림을 그렇게 그렸다는 것이다.

이것은 인간의 생활상이 변화하면서 인간이 긍정적으로 받아들이는 인상과 이미지가 같이 변화함을 알 수 있게 한다. 신윤복의 〈미인도〉를 보면 그 눈매는 은근하며 적의가 없고 유순하다. 그림에 나타난 여인의 눈매는 요즘 말하는 '걸크러쉬' 같은 도전적인 느낌은 찾아볼 수 없다. '여성은 다소 곳하고 얌전해야 한다'라는 사회적 요구사항이 그대로 반영된 것이다.

그 후 우리나라도 근대화가 일어난다. 도시가 생기고 사람들이 몰려들어서 엄청나게 복작거리게 된다. 그런 연후로 사람들은 상대방과 복잡한 상호관계와 교감, 계약관계하에

---

[*] 박대환·백봉수 지음, 『안성형외과학』, 군자출판사, 2009, p.190.

서 살아가게 된다. 당연히 사람이 사람에게 주는 이미지가 더욱 중요해졌다. 그 많은 사람 가운데서 자신이 더 주목받고 인정받을 수 있어야 했다.

여성이 독립된 인격체로서 격상되고 대등한 사회적 관계망에 올라오면서 남성과 동일한 지위를 누리고 상호경쟁해야 하는 상황에 놓인다. 그러나 여성들이 선호하거나 주목하는 사회생활의 종류는 남성들과 뚜렷한 차이를 보였다. 여성들은 생산, 제조 업무보다는 서비스업과 소비 관련 업무에 훨씬 더 많이 몰렸다.

인터넷 시대에 소비 부문 업종으로는 대표적으로 온라인 쇼핑몰을 꼽을 수 있다. 스스로 쇼핑몰을 운영하고 영업, 판매를 하는 여성 CEO들이 생겼고, 모델을 하기도 하며, 유통에 뛰어들기도 한다. 이 업종들의 특징은 소비자 역시 여성이 많다는 점이다. 여성복, 주얼리, 화장품, 헤어 등의 영역이 그러하다. 여성에 의해서 순환되는 경제 커뮤니티가 자리 잡기 시작했다. 거대 기업과 소비자들이라는 수직적 관계에서 벗어나 여성 개개인이 제공하고 소비하는, 매우 수평적인 판이 짜여 갔다.

유튜브와 SNS의 시대에 들어서면서, 여성들 스스로가 사회관계망 계정을 활용해 취미와 일상을 공유할 뿐 아니라 사업적으로 광범위하게 이를 이용하는 세태로 변화한다. 연예인이 아닌 일반인 여성이 자신과 수평적 위치에 있는 대중과 교류하고 자신의 외모를 노출하게 되었다. 자연스럽게 그러한 소비업무에 종사하는 여성들의 외모가 주목받게 되었다.

이것은 작은 변화가 아니다. SNS 시대 이전에는 나의 생김새와 일상 등을 나와 생면부지인 사람이 알 일이 없었다. 그럴 필요도 이유도 없었다. 그런데 SNS 시대에는 앞다투어 그것을 보여주려 하고 서로 거리낌 없이 얽히고설키기 시작했다. 특히 많은 젊은 여성들이 외모를 중요하게 생각하고 이와 관련한 패션산업의 주요 소비자가 되었다. 이들이 '보여주기'에 거리낌이 없어지면서 점차 관련 산업의 '생산자'와 '공급자'가 되어갔다.

신윤복의 〈미인도〉뿐 아니라, 서구의 비너스상 및 라파엘로 등 주요 예술품 모두가 남성의 관점에서 바라본 여성의 미를 표현한 것이다. 과거 이름을 남긴 대부분 화가가 남성이었고, 따라서 미의 기준을 평가할 권력이 남성에게 있었다.

그러나 지금은 그 권력이 여성에게 있다. 여성의 관점에서 여성의 아름다움이 평가되는 시대이다. SNS 시대에는 이런 성향이 매일 더 뚜렷해지고 강화된다. 여성은 남성의 관점에 맞추기 위한 아름다움을 원하지 않는다. 여성은 여성 자신의 관점에서 가치 있는 미를 갖기 원한다. 남성의 평가에 더는 크게 연연하지 않는다. 여전히 우리 사회에는 남성 중심성이 남아 있으나, 그 속에서 주로 여성들이 소비하고 서비스하는 경제 공동체를 형성했고, 그건 SNS를 기화, 매개로 더욱 강화되고 있다. 그러한 여성 커뮤니티는 모든 가치판단과 판정의 주체가 여성이다. 아름다움에 대한 판정 주체 역시 남성이 아닌 여성이다. 이를 아름다움에서의 패러다임 시프트Paradigm Shift of Beauty라고 불러 마땅하다.

성형에 있어선 더더욱, 그 동기 유발 혹은 결과 판정의 주체가 여성이다. 가끔 남편이나 남자친구 등이 성형을 요구해 여성의 손을 잡고 병원에 오는 경우가 있지만 극소수일 따름이다. 99.9%의 여성은 성형을 스스로, 혹은 여성들의 커뮤니티 내에서 결정한다.

여성의 아름다움을 판별하는 남성의 판정은 대상적이고 객체적이다. 반면 여성의 판정은 주체적이다. 예컨대 남성은 자신을 더 만족시켜주고 더 안심시켜줄 수 있는 여성의 이미지를 선호한다. 과거에는 여성들이 그런 '요구'를 사회 전반의 요구로서 당연하게 받아들였다. 그러나 지금 여성은 남성의 부속적 존재가 아니며, 주체적이고 완결적인 존재인 자신의 자리를 스스로 찾아가고 있다. 여성은 아름다움에 있어 더는 남성의 시각에 의존적이지 않다.

현대의 비너스상은 남성들이 만들지 않는다. 여성들이 만든다. 만약 어떤 남성이 인스타그램에 '가장 아름다운 얼굴'이란 식의 여성상을 제시하면 그것은 여성들에게 철저히 무시될 것이다. 이런 판단 기준과 세태는 미용 성형을 포괄하는 뷰티 산업 전체에 영향을 끼치며 우리 세대의 변화를 몰고 가고 있다. 화장, 옷차림, 장식 등 모든 '아름다움'을 위한 여성의 노력에서 남성의 주도권이 박탈당한 지 오래다. 여성은 같은 여성의 눈길을 훨씬 더 신경 쓰며, 이는 성형에서도 마찬가지다. 2006년 영화 〈악마는 프라다를 입는다〉를 보면 주인공 앤디의 변신은 남자친구 때문이 아니었다. 이 영화에서 말하고자 하는 것은 외모를 꾸미고 명품을 소비하고, 아름다움에 투자하는 것에 대한 옳고 그름을 판단하자는 것이 아니다. 그렇게 할지, 그렇게 하지 않을지를 선택하는 게 여성 자신에게 달려 있음을 말하는 것이다.

SNS 시대의 아름다움

여성은 20세기 초반에 들어오기 전까지 투표권도 참정

권도 갖지 못했고, 자식에게 자기 성을 물려줄 수도 없었다. 아직도 구시대의 가부장적 분위기에서 사는 많은 남성은 무의식적으로 여성을 동등하다고 생각하지 않는 것 같다. 이런 남성들은 완전히 무지하겠지만, 여성들은 적어도 '아름다움의 산업'에 있어서는 권력의 반지를 남성들로부터 빼앗아온 지 오래다.

예컨대 어떤 여성이 가슴확대 수술을 하고 싶다고 말한다면 그와 커플인 남성은 대부분 반대한다. 남성은 여성이 가슴이 커져서 뭇 남자들에게 더 유혹적으로 될까 봐 불안해하는 것이다. 그러나 여성은 상대의 염려와는 달리, 더 많은 남자에게 관심받고 싶단 생각 따윈 전혀 없다. 여성이 가슴 수술을 하려는 이유는 여성들의 세계 속에서 존재감을 드러내고 주목받으려 하기 때문이다. 남성의 눈길은 그보다 한참 부차적일 따름이다.

아름다움이란 무언가를 위한 수단이기도 하지만, 그 자체가 목적이 된다. 여성들이 가슴확대 등으로 대표되는 성형수술로 의도하는 것은 무엇일까? 모성상? 여성성의 확보? 자신감? 몸에 대한 자존심? 옷맵시? 여러 이유를 거론할 수 있을 것이다. 그러나 잘 언급되지 않는 하나의 중요한 이유가 있다. SNS 시대에 여성 커뮤니티에서 미美란 존재감이며 그 자체만으로 하나의 매우 중요한 가치라는 것이다. 그런 가치는 곧 경제적 혹은 사회적 권력power으로 수렴하게 된다.

이것은 동물의 세계와 인간의 세계의 차이점 중 하나이다. 여성에게 아름다움은 절대 남성을 유혹하기 위한 것만이 아니다. 아름다움이란 하나의 값싼 수단이 아니라, 그 자체로서 의미를 부여받는 가치라 해야 마땅하다.

'미스코리아'의 순위를 진眞, 선善, 미美로 나눈다. 즉 참됨, 선함과 같은 보편적인 가치의 하나로서 아름다움 역시 그처럼 높은 곳에서 같은 항렬에 자리매김한다. 그런데 그 아름다움의 의미가 단지 그것만은 아니다. 만약 아주 아름다운 여성이 무인도에서 혼자 살아간다면 그 아름다움이 엄청난 가치를 지닌다고 할 수 있을까?

인간은 사회를 이루고 살아간다. 그러니 사회관계 속에서 아름다움이 지니는 의미는 좀 더 구체적인 것으로 존재한다. 그건 더 많은 이점, 더 쉽게 얻을 수 있는 권리, 더 돋보이고 부각되려 하는 욕망과 관련돼 있다.

그러니 여성이 더 아름다워지고 싶어 하는 것은 분명히 이해될 수 있다. 아름다움이란 여성에게 있어 본능적으로 추구하는 가치이면서도 또한 어떤 형태의 힘을 얻기 위한 수단이고 투쟁일 수 있다. 미용 목적의 성형이란 바로 그런 가치의 연장선에 위치한다. 인간은 누구나 더 돋보이려 애쓰고, 더 앞서가려 노력한다. 그리고 자신의 행복을 추구한다. SNS 시대의 아름다움이란 그 가치와 행복을 추구하는 치열함을 대변하는 키워드 중 하나일 것이다.

6

한국 여자들이
제일 예뻐요!
-한류와 성형

미용계의 황금알을 낳았던 쌍꺼풀 수술

근대적 가슴 수술이 가장 먼저 시작된 나라는 미국이다. 미국은 할리우드로 대표되는 문화 미디어 산업이 가장 빠르게 팽창한 나라였다. 빅터 플레밍의 영화 〈바람과 함께 사라지다〉가 1957년 작인데, 그때 이미 영화배우 비비언 리의 성숙한 가슴을 드러내는 다양한 의상들이 화면에 모습을 드러냈다. 여성의 신체를 자유롭게 드러내는 미디어 산업이 빠르게 보편화하면서 가슴 수술에 대한 수요와 기술들도 사회적으로 광범위한 논의 거리가 되었다. 미국과 문화를 공유하는 서구 유럽도 마찬가지였다. 북유럽보다 덥고 신체 노출이 많은 중남미도 가슴 수술, 엉덩이확대 수술이 빠르게 보급되고 일반화되었다.

반면, '유교 문화권'인 한·중·일 등 동아시아 나라들은 그렇지 못했다. 한국에서 가장 먼저 보편적으로 시행한 미용 성형수술은 쌍꺼풀 수술이다. 그 시점이 언제였는지는 명확하지 않다. 근대적 의미에서 눈꺼풀 수술의 첫 시작과 유행이 이루어진 곳은 역시 미국이었다. 안검성형 수술blepharoplasty이라는 명칭으로, 노화로 처진 눈꺼풀에 대한 항노화 수술이었다. 대부분 쌍꺼풀double fold이 있는 서양인들의 눈이, 나이가 들면 눈꺼풀이 눈을 덮어 불편을 초래하므로 늘어진 피부를 들어내는 것이었다.

이러한 안검성형 수술을 들여와 연구하고 동양인의 눈에 있어 쌍꺼풀을 만드는 수술을 시행한 것은 일본인 의사들이었다. 이어 한국에 이러한 수술법들이 소개되고 한국 내에서도 윗눈꺼풀의 수술에 대한 경험이 쌓여 나갔다. 초기 시술자들은 홑꺼풀이 많은 한국인의 눈꺼풀에 쌍꺼풀을 만들면 인상이 뚜렷이 바뀌는 점을 발견하고 이 수술의 미용 효과에 주목했다. 그리고 머지않은 시기에 쌍꺼풀 수술을 받는 사람은 엄청나게 늘어났다. 한국에서 눈꺼풀 수술은 처진 눈꺼풀이 눈을 덮는 데 따른 불편을 덜어주고 회춘을 이뤄주는 항노화 기법이기도 했지만, 그보다는 동양인 특유의 퉁명스럽거나 날카로운 눈매를 교정해 세련되고 부드러운 인상으로 만드는 방법으로서 빠르게 통용되고 확산한 경향이 있다.

눈꺼풀 수술은 보수적인 유교 문화를 가진 한국 사회에서 신체발부 수지부모身體髮膚受之父母라는 사회적 통념을 깨고 성형이 일반화, 보편화를 이루는 지렛대로 작용했다. 쌍꺼풀 수술은 비교적 간단하고 수술비가 적게 들어 사람들에게 부담 없이 다가갔으며, 눈꺼풀의 변화 또한 부정적이지 않은 시각에서 받아들였다. 코 수술은 쌍꺼풀 수술의 뒤를 이어 발전하기 시작했다.

그러나 가슴 수술이나 몸매 관련 수술은 눈, 성형수술만큼 빠르게 보편화하지 못했다. 무엇보다 옷차림에서 노출을 꺼리는 문화가 여전했다. 1990년대만 해도 당시 여배우들이 TV 프로에 배꼽티를 입고 나왔다고 해서 "옷차림이 저래도 되느냐"라며 항의가 빗발쳤던 사건이 있었다. 이후 배꼽티를 "과감하게" 입는 젊은 여성들에게 많은 비판도 쏟아졌다. 1990년대 초 당시 KBS나 연합뉴스 등 언론들은 청소년들 사이에 노란 머리와 배꼽티를 입는 옷차림에 대해 공공연히 부정적인 시각을 드러내며, 이런 '노출 패션'이 다수에게 혐오감을 줄 수 있다고 지적한 바 있었다.

이 '배꼽티 사건'은 90년대 초반 논란을 불러왔다. 여성들이 자신의 신체를 어느 정도까지 노출할 수 있느냐에 대해 사회가 마치 규율 통제하듯 간섭하거나 규제할 수 있는가 하

는 문제와 그것이 TV 화면에 등장하지 않도록 통제하는 일
은 또한 합당한가 하는 것이었다. 이를 '풍기문란'이라고 한다
면, 그 판정은 과연 누가 해야 옳으며, 어떤 방식으로 규제하
는 것이 맞느냐는 것까지 다양한 문제가 제기되었다.

이미 한국은 미국과 일본, 유럽 등 여타 국가들의 문화
콘텐츠들이 자유롭게 수입되는 상황이었다. 미국 같은 나라
에서 볼 때는 배꼽티를 두고 이런저런 논쟁을 한다는 것 자
체가 코웃음 칠 일이었을 것이다. 당시의 배꼽티 사건은 도저
히 막을 수 없는 문화적 개방 현실 속에서 하나의 해프닝에
불과한 것이었으리라. 이후 한국 사회는 미디어에서 여배우,
연예인들의 노출이 더 자유로워지고 여성들의 옷차림에서도
노출이 대수롭지 않은 문화가 정착되었다.

이 일화에서 읽을 수 있는 것은 그만큼 한국 사회에서
여성의 신체 노출을 보는 시선이 매우 완고하고 보수적이었
다는 사실이다. 그러나 그런 완고한 시선은 미디어에서부터
시작해 조금씩 무너지면서 일반 여성들도 주저 없이 노출이
심한 의상들을 즐겨 입는 상황으로 바뀌었다. 그에 따라 대
략 2000년대 초·중반부터 가슴 성형을 비롯해 전신 성형수
술의 건수가 수직으로 상승했다. 시차를 두고 미국-유럽의
성형 트렌드를 따라갔다고 보아도 무방하다.

2017년 한 속옷 업체는 '파인드유어 핏 캠페인'이라는 행사를 열고, 여성 고객의 정확한 가슴 사이즈를 측정하여 속옷 피팅 컨설팅을 제공했다.

이 행사 결과에 따르면, 전체 연령대에서 A컵이 38%, B컵 33%, C컵 이상이 28%로 나왔다. 이러한 결과는 2014년에 같은 조사에서 나온 결과와 비교하면 놀랍다. A컵의 비율이 약 13% 하락하였고, C컵 이상의 비율은 12% 정도 상승했다는 것이다. 특히 20대 여성의 C컵 이상 비율은 D-E컵 10.18%를 포함, 34.14%로 B컵 34%, A컵 31.75%를 제치고 가장 높은 비율을 차지했다. 이 업체의 마케팅팀 담당자는 "조사 결과에서 나타나듯 20대를 중심으로 한국 여성들의 가슴 사이즈가 커져 관련 제품군을 확대하는 등 소비자 변화에 대응하고 있다"라고 말했다.

이러한 조사 결과를 신문기사 곧이곧대로 읽는다면 마치 한국 여성들이 3년 동안 12% 이상 가슴 수술을 받은 것처럼 받아들일 수 있다. 그러나 표본 추출에 있어 정확한 통계 조사의 기법을 따랐다고 보기 어렵고, 캠페인 자체가 수익을 우선으로 하는 속옷 회사의 마케팅 이벤트였으므로 숫자에 대해서도 정확한 사실로 받아들이기 어렵다. 그러나 이같은 조사를 염두에 두지 않더라도 여러 근거에 기반을 두고 보아 한국 내에서 가슴 수술, 몸매 관련 성형수술을 하는 여성의 수가 이전보다 비약적으로 증가했다는 사실은 부인하기 어렵다. 국내 성형수술 분야는 눈, 코 성형수술이 여전히 대세이지만 점차 가슴과 몸매 성형으로 확장되어가고 있다.

성형의 한·중·일 삼국지

한국에서 성형수술에 대한 수요가 급격하게 늘어난 것은 미디어가 주도한 것이라고 보아 무리가 아니다. 연예인을 비롯해 이른바 '인플루언서'들이 여성들의 옷차림, 패션을 주도하고 변화시켜왔으며, 여성들의 옷차림이 더 과감해질수록 몸매에 대한 성형 역시 수요가 증가하는 방향으로 진행해왔다. 하지만 중국이나 일본은 상황이 다르다. 일본은 빠르게 근대화를 하고 유럽 따라잡기에 나섰으나 문화적으로는 서구만큼 개방적일 수 없었다. 아시아권에서 성형, 미용수술의 근대적 술기와 체계들을 도입한 시점만으로 보면 일본이 가장 빨랐지만, 시간이 흐를수록 한국이 일본보다 빠르게 변화하고 발전했다. 일본은 개방적 자세는 빨랐으나 미용 목적의 성형에 대해 폭발적인 반응을 보이지는 않았다. 일본 여성들은 성형수술을 매우 조심스럽게 바라보았고, 보존에 대한 견해가 한국 여성보다 뚜렷했다. 반면 한국에서는 성형수술이 처음 유입된 이후 폭발적으로 시장이 성장하였고 수술 기법 역시 빠르게 다양화하여 오히려 일본으로부터 성형 수요를 흡수하는 상황에 이르렀다.

반면 중국은 미용 성형에 대한 개방이 한국보다 늦게 시작되었음에도 놀랄 정도로 이른 시간 안에 성형 수요가 폭발하였다. 2000년대에 들어 중국 경제의 활황이 뚜렷해지고 여행 비자가 활성화되면서 점차 국내로 들어오는 중국인 여행객이 늘어났다. 드라마 등 한류 영향도 단단히 한몫했는데, 한류 영향을 받은 관광에는 드라마 관련 관광지 투어도 있었으나, 상당한 부분이 메디컬 투어였고, 그 메디컬 투어 중 대다수가 미용 성형 투어였다.

중국인 여행객들 가운데 성형에 관심을 두고 입국한 사람들은 한류 드라마에 출연한 미녀 여배우들(송혜교, 전지현, 김아중 등)에게 영향을 받았고, 거의 예외 없이 눈·코 성형을 통해 자신이 원하는 아름다움을 얻을 수 있다는 환상에 가까운 믿음을 갖고 있었다. 이는 중국인들이 실제 한국에서 성형수술을 받고 난 이후 잦은 클레임이 일어나는 근원적 원인이 되었다. 그들 중 대다수는 한국 여배우들은 한국에서 성형수술로 예뻐진 것이며, 자신도 한국에서 성형수술을 하면 미녀가 될 거라는 허황한 믿음을 가졌기 때문이다.

한국에서 성형수술을 한 중국인들은 꽤 많은 불만을 쌓아갔다. 이런 불만들은 사실 잘못된 정보에 기인한 것이었다. 마치 한류 드라마 관련 명소들에 대해 큰 기대를 품고 방한한 중국인들이 막상 방문하고 나서는 "들은 것과는 달리, 볼 게 없었다"라며 불만스러워했던 것과 같은 맥락이다.

그런데도 꽤 오랫동안 중국인들, 즉 요우커들의 성형 관광은 지속했다. 공급 과포화 상태에 시달리던 국내 미용 성형 병원들이 너도나도 요우커들 잡기에 혈안이 된 것은 당연한 일이었다. 문제는 그들에게 제공하는 의료의 질이었다. 어차피 잠시 머물다 가는 사람들이니 수술의 질이나 수술 후의 만족도 등에 대해서 아무도 따지려 하지 않았다. 중국인들의 외모와 한국인 외모 간의 차이점, 중국 문화의 특성과 그들의 상식, 관념 등에 관해 고민하는 사람은 없었다. 국내 병·의원들은 그저 눈앞에 떨어지는 수입에만 집착했을 뿐이다.

이 와중에 병원들의 중국 요우커 유치 경쟁이 과열되자 중국인들을 국내 병원에 연결해주는 불법 브로커들이 마구 활개를 치게 되었다. 한때 국내에서 꽤 유명한 대형 성형 의원에 이러한 요우커를 소개하는 조선인 브로커가 요구한 수수료가 수술비의 70%에 달한다는 말이 돌기도 하였다. 이는 중국인 성형수술비에 얼마나 심하게 거품이 끼어 있었는지를 대변해주는 것이었다. 쌍꺼풀 수술비가 한국인에게 120만 원이라면, 중국인에게는 400만 원이 넘게 호가하였다. 그 반 이상의 금액이 어떤 세금 계산서나 서류도 없이 탈법적으로 브로커들에게 돌아갔다. 당연히 중국 소비자들은 사후 관리도 제대로 안 되는 바가지 성형을 하고 가는 일이 일상화됐다.

그러나 시간이 지나면서 중국인들도 자신들이 한국 성형 병·의원으로부터 호구 취급을 받고 있다는 점을 자각하게 되었다. 특히 중국 국내 언론들이 요우커 성형의 문제점, 한국 성형 가격의 거품에 대해 연일 보도하였다. 이것은 때맞춰 시작된 '혐한 감정'과 결부되어 그것을 더 강화하는 데 일조했다. 이런 식의 사행성 깊은 '한류 성형' 저변에는 한국의 성형 병·의원들의 돈에 대한 탐욕과 과당경쟁이 깔렸다. '의료'라기보단 불법 브로커가 중간에 긴 '장사'에 불과하게 된 '한류 성형'이 그 질에 있어 심각한 문제점들을 지적받고, 이후 성형 관련 의료사고까지 잇따르면서 점차 중국인들로부터 외면받게 된 것은 당연한 일이었다.

'한류 성형'은 15년 가까이 중국에서 위세를 떨쳤다. 그동안 보건당국과 보건산업 진흥원 해외 의료 관련 부서의 담당자들은 미용 성형의 문제들에 대해 뻔히 알면서도 그저 탁상행정, 면피 행정만을 하고 있었다. 중국인들은 이제 더는 한국으로 성형을 하러 오지 않는다. '한류 성형'의 거품이 꺼진 것은 매우 당연한 일이었다.

불법 브로커 문제와 과당경쟁, 가격 거품의 문제를 보건복지부와 보건산업 진흥원 등 관계 기관에서 조금이라도 신경을 쓰고, 관광지 택시 요금 정량제처럼 국가가 일찍이 개입하였다면 사태가 이렇게까지 번지지 않았을 것이다.

잇따른 의료사고와 혐한 감정까지, 추락한 성형 관광

2000년대 중반, 중국인 성형 관광에 대한 소문은 여기저기서 넘쳐났다. 한류가 중국을 휩쓸기 시작한 시기였고, 한국의 성형 기술이 뛰어나다는 인식이 중국에 팽배했다. 중국의 경제력과 소비는 비약적으로 성장하고 있었고, 수많은 중국인이 성형수술을 받기 위해 한국 여행을 준비했다.

많은 미용 성형 병·의원들이 중국인들의 성형 관광을 유치해서 돈을 벌려 했다. 병·의원의 운영이 시장 자본주의 프레임 안에서 사실상 방임되는 상황에서 해외 입국자 미용 성형은 더더욱 어떤 규제도, 틀도 없이 성업 중이었다. 브로커들이 중간 수수료를 엄청나게 떼는 게 일반적이었고 사고와 민원이 난무했다. '해외 환자 유치기관'이라는 허가서를 보건복지부에서 뒤늦게 의무화했지만, 브로커와 사고, 민원 등을 걸러내기엔 턱도 없을 만큼 시장은 이미 혼탁했다.

주로 중국 교포들과 연계한 사람들이 '성형 브로커'를 자처하며 병원 원장들과 미팅을 하고 이 병원, 저 병원 '영업'을 하고 다녔다. 이들 대부분은 의료인이 아니었으며, 대체로 연변 등의 중국 교포들과 연결된, 정체를 알 수 없는 사람들이었다. 국내 환자들만으로는 이미 커져버린 덩치를 감당하기 힘들었던 대형 성형외과 병원들이 먼저 이 판에 뛰어들어 광고에 열을 올리기 시작했다. 중국에 인터넷이 보급되기 시작하자 그를 통해 병원을 홍보하고, 중국인 혹은 교포들을 직접 고용해서 수술 후기들을 현지어로 양산했다.

그 결과, 많은 중국인이 한국까지 비행기를 타고 입국해 성형 관광을 하기에 이르렀다. 이들은 말도 안 통하는 낯선 나라에서, 한국인들이 내는 성형수술비의 2배에서 3배에 이르는 돈을 현금으로 내고 수술대에 누웠다. 성형 브로커들은 처음에는 수술비의 20~30%를 소개료로 요구했다. 사업 신고도, 수입금액 신고도 안 돼 있고 뜬금없이 연락이 끊어지

는 사람들이었다. 이후 병원마다 중국인들을 유치하겠다고
아우성을 치자 브로커들은 50~60%에 달하는 소개료를 요
구했다. 어떤 대형 병원에선 조선족 브로커가 소개 수수료를
70%까지 받아 갔다는 말이 들려왔다. 중국 요우커들을 유치
하기 위해 성형 병·의원들이 출혈 경쟁 체제에 들어간 것이
다. 이 와중에 중국 환자 유치를 전문으로 하는 '사무장'들이
병원 경영을 좌지우지하기도 했다. 몇 년 전 방영된 SBS의
한 시사 프로그램에서 탐사 보도를 했던 성형외과 사건도 바
로 이런 의혹에 해당하는 것이었다.

　이어 하나둘씩 의료사고가 터지기 시작하였다. 당연히
올 것이 온 것이다. 처음에는 수술 결과에 대한 불만족이나
수술 부작용 정도만 나타났고, 이들이 한국어를 쓸 줄 모르
는 환자들이다 보니 여론화되지 않고 은근슬쩍 넘어갈 수
있었다. 그러나 차츰 일상적 부작용 정도가 아니라, 광범위한
피부 괴사나 뇌사, 사망 사고 등 돌이킬 수 없는 일들이 터지
기 시작했다. 이런 문제들이 1년 내내 연이어 일어났다. 중국
언론들은 한국 성형 관광의 실태와 문제에 대해 집중적으로
보도하면서 비판의 칼날을 세웠다. 이는 '사드 한국 배치' 등
정치·외교적 문제와 결부되어서 한국에 대한 혐오 감정을
부추겼다. 나아가 한국 원정 성형에 대해 중국인들이 거부감

을 느끼는 실마리를 제공했다.

앞서 언급했듯 한국의 대형 성형외과들은 커진 몸집을 감당할 수가 없는 상황이었다. 병원들은 오로지 미용 성형이라는 비급여 항목에 의존해서 큰돈을 벌겠다는 생각으로 규모를 키웠다. 국내 시장이 한계에 다다르자 해외 시장, 특히 중국인들을 끌어들이기 위해 앞다투어 불법 브로커들을 끌어들이고 사무장까지 상대했지만, 그로 인해 발생한 문제들, 즉 폭리, 잦은 부작용, 사후 관리의 부재, 의료사고 등으로 인해 스스로 그 시장을 잃어버렸다.

2020년 1월에는 홍콩 의류 브랜드 보치니의 창업자인 재벌 3세가 한국에서 성형수술을 받은 후 사망한 사건이 홍콩 일간지에 보도되는 일까지 벌어졌다. 유가족은 한국과 홍콩 두 곳에서 모두 법적 소송을 제기한 것으로 알려졌다.

한한령限韓令(중국 내 한류 금지령)과 더불어 이런 일련의 사건들로 한국의 성형 관광은 심한 타격을 입었고 많은 병원이 커진 덩치를 감당하지 못하고 무너졌다. 그러나 정작 문제는 병원들이 입은 경제적 손실이 아니었다. 국가 신뢰도 상실과 이미지 추락이 더 큰 문제였다. 보건복지부는 해외 환자를 병원에 중개하는 브로커가 활개를 치지 못하게끔 효과적으로 규제를 하지 못했다. 결과적으로 나타난 폭리와 과다 성형 권유, 의료사고, 그에 대한 병·의원의 책임 회피는 '한국 성형'에 대한 신뢰를 완전히 추락시켰다. 미용 성형이라는 영역은 보건당국의 관심 영역에 있어 사각지대에 속하는데, 특히나 외국인 성형 환자를 대상으로 한 영역은 더더욱 그러했다.

내가 처음 중국에 갔을 당시는 아직 해외 원정 성형이라는 것이 그저 말로만 오갈 때였다. 그때만 해도 요우커들이 물밀 듯이 한국으로 몰려들지는 않았다. 나는 중국에서 병원을 운영하는 한국인 의사를 만나 많은 대화를 나눴고, 또 중국 내 여러 도시로 초빙을 받아 성형에 대해 호기심을 가진 중국인들 상담을 하기도 했다. 한류의 영향이 워낙 컸던 시기라, 당시 중국인들은 한국 성형에 대해 큰 관심을 보였다. 성형에 관심이 없는 여성이 있을까 싶을 정도로 문의가 많았다. 중국인 의사들은 한국인 의사들의 성형 기술을 배우려 기를 썼다. 한국 성형 기술을 배웠다는 것은 그들에게 광고 효과를 주었기 때문이다.

어떤 한국 사람들은 중국인들이 의심이 많고 속이 검으며 거짓말에 능하다고들 한다. 그러나 대화를 하면 중국인들도 한국인들과 크게 다른 바 없다는 걸 느끼게 된다. 다만 중국인들, 특히 중국 여성들은 한국 여성들보다 의사 표현을 직설적으로 하는 경향이 있다. 예컨대 한국인들에겐 '눈치'

문화라는 게 있어서 젊은 여성들일수록 주변을 신경 쓰고 남들이 어떻게 하는지를 보고 말을 가려 한다. '내숭'이라는 말도 많이 쓰는데, 중국인들은 관습의 영향인지 눈치, 내숭 같은 건 전혀 찾아볼 수 없다. 그렇다 보니 수술 결과가 자신이 들은 바와 다를 경우 그에 대한 항의 역시 매우 직설적으로 한다. 또 말을 엄청나게 많이 한다. 한국인들이 말하는 양의 한 서너 배는 끄떡없이 하는 사람들이 중국인들이다.

그래서일까. 한국 병·의원들은 중국인들의 돈은 좋아했지만 중국인은 좋아하지 않았다. 병원이 시끄러워지고 환자들이 귀찮아진 것이다. 생각해보자. 중국인들과 교류하고 그들을 진료하고 돈을 받고 수술을 해주겠다 마음을 먹었다면, 그들이 원하는 대화에 성실히 응하고 그들의 마음과 생각을 깊이 이해하려 노력하는 것이 상식 아닐까? 그들이 원하는 것을 해줘야 대가를 요구할 자격도 갖춰지는 것 아닐까?

한국의 많은 미용 병·의원들이 중국인 환자를 유치하기 위해 그들이 좋아하는 인테리어로 병원을 고쳤고, 비싼 돈을 들여 중국어 홈페이지를 만들고 중국어를 하는 중국 교포를 고용하고 의료 관광 브로커들을 끌어들였다. 오로지 중국 환자 유치만을 위해 건물 하나를 임대하는 병원들까지 있었다.

그러나 그들 중 중국인들의 마음을 이해하려 노력하고

그들의 만족도에 대해 깊이 고민하며, 그들을 위한 성형이 어떤 것일까를 생각하는 사람은 없었다. 있었다 하더라도 그런 사람들이 주류가 되지 못했다. '한류 성형'을 주도하고 주류가 된 대형 병원들은 중국인들과 깊이 대화하고 그들의 마음을 얻는 데에 관심이 없었다. 오로지 브로커를 끌어들여 매출만 높이려 혈안이 되어 있을 뿐이었다.

중국 상대의 '성형 장사'는 끝났다

'미용 성형도 하나의 치료적 관점에서 해야 한다'라는 것이 이 책을 관통하는 주제이다. 미용 성형은 단순 쇼핑과 다른 것이어야 한다. 성형을 한마디로 설명하면, 사람이 외모에 대해 느끼는 결핍을 해결해주는 과정이다. 이러한 해결 과정에서 의사-환자 간에 많은 대화와 깊은 공감대가 있어야 하는 것은 필수적이다. 그런데 서로 다른 문화에서 살아가고 언어가 다른 의사와 환자가 같이 공감하고 허심탄회한 대화를 한다는 것은 참으로 어렵다. 노력은 할 수 있지만 쉽지는 않다.

성형수술을 받은 자신의 환자라면 그가 외국인일지라도 의사는 당연히 수술 경과를 추적 관찰하고 그들의 결핍과 문제점에 대해 알려고 노력해야 한다. 그러나 한국에서 원정 수술을 받은 중국인들의 불만 가운데는 이러한 부분이 상당히 많았다. 왜 그랬던 것일까?

첫째는 성형 관광의 모든 과정을 불법 브로커들이 통제, 장악하고 있었기 때문이다. 중국에 있는 환자와 한국에 있는 병원을 연결하는 과정에서 막대한 수수료를 받아내며 오로지 이윤을 남기는 데만 관심이 있었다. 환자는 많은 돈을 지불했지만, 수수료, 광고료가 워낙 컸으므로 병·의원들은 결과적으로 그리 많은 돈을 벌지 못했고, 따라서 이들의 수술 후 관리에 관심을 둘 리 없었다. 수술비란 원래 수술 자체만의 가격이 아니라 수술 이후의 사후 관리 비용까지를 모두 망라하는 것인데, 수술비의 반 이상이 수수료라면 어떻게 사후 관리에 관심을 두겠는가?

이 무렵, 중국에 성형 포털들이 생겨나기 시작했다. 중국의 인터넷 관련 산업은 급속도로 발전해서 몇 개월 단위로 상황이 바뀔 정도였다. 많은 성형 포털 플랫폼들이 우후죽순처럼 생겨났고 한국의 대형 병원들은 이쪽으로 관심을 옮겼다. 즉 개인 브로커에게 주는 돈이 인터넷 성형 포털 플랫폼에 쓰는 돈으로 바뀐 것이다. 그러면서 턱없을 정도로 높았던 중국인 성형수술의 가격 '거품'은 점차 사그라들었다.

그러던 중 사드 사태가 발발했다. 2017년경부터 중국 당국이 한한령 4불 조치(롯데그룹 계열사 이용 금지, 온라인 관광 상품 판매 금지, 전세기·크루즈 금지, 대규모 광고·온라인 판매 제한 등)를 명했고, 중국 내 언론에서도 한국 원정 성형에 대한 비판, 비난 여론이 일기 시작하면서 점점 한류 성형 열풍은 식어들었다. 당시 중국 당국은 한국에 원정 성형을 나가려는 내국인에게 출국 허용을 해주지 않았다. 중국의 '사드 보복' 이후 국내 요우커는 글자 그대로 반 토막이 났다.

오로지 13억이라는 거대한 중국 시장만 쳐다보며 마구 몸집을 불린 한국의 대형 미용 성형 병원들은 비로소 휘청거리기 시작했다. 엄청난 부채를 끌어들여 병원을 키우고 병원 옆에 호텔까지 짓는 병원이 있을 정도였다.

2019년 들어 한한령이 조금씩 풀어지면서 면세점 이용객들이 급증하는가 싶더니 요우커들이 돌아오기 시작했다. 2019년 중국인 관광객 숫자는 10만 명에 달했다. 2020년 초에도 면세점을 중심으로 중국인 쇼핑객들은 인산인해를 이뤘다. 그러나 한류 성형을 위해 입국하는 중국인 숫자는 예전 수준을 회복하지 못했다. 한한령 조치 기간 이미 중국 내 성형 병·의원들이 원정 성형 수요를 다 쓸어 담고 자국 시장 마케팅에 성공한 것이었다.

요우커들이 돌아온다 한들, 폭리와 의료사고로 추악한 인상을 각인시킨 한국 성형외과로 다시는 예전처럼 몰려오지 않을 것이다. 한국에 가서 성형수술을 하는 것보다 중국에서 하는 게 낫다는 인식이 굳어지고 있어서다. 설상가상으로 2020년 초 코로나 19 팬데믹 사태가 시작됐다. 중국뿐 아니라 아시아에서 들어오는 모든 원정 성형 관광객이 갑자기 0명으로 곤두박질친 것이다. 오로지 중국 상대의 '성형 장사'만 염두에 두고 어마어마하게 규모를 키운 대형 성형외과 병원들의 상황이 어떤지는 말하지 않아도 짐작할 수 있을 것이다. 자고 일어나면 한층 더 몸집이 커진 국내 성형외과들의 확장 일로 사업 방식은 내리막길을 타게 되었다. 팬데믹 이후 초대형 성형외과 병원들은 차츰 사라져가고 쪼개지고 갈라지고 더 소형화되는 추세로 돌아섰다.

성형은 소통임을 깨닫다

중국 관광객을 상대로 한 국내 성형수술 시장이 본격적인 성장 궤도를 타기 훨씬 이전에 중국을 방문한 적이 있다. 그때 중국인들이 절대 거짓말을 잘하거나 속이 검은 사람들이 아니라는 것을 깨닫고 호감을 느꼈다. 그러나 너무 많은 병원이 브로커들과 손잡고 중국 관광객을 유치하려는 것을 보고 이내 중국인들의 성형에 대한 생각 자체를 접었다.

그러던 중 지인이 몽골 의사를 소개해 몽골에 방문하게 되었다. 몽골인들 역시 한류 열풍에 크게 영향을 받은 사람들이었다. 몽골인들은 한국을 '솔롱고스', 즉 무지개의 나라라고 부른다. 한국에 대한 관념이 상당히 긍정적이고 자신들이 좋아갔으면 하는 동경의 대상이라는 걸 의미한다. 그래서 한국 의사들에 대한 기대도 중국인들보다 더 탄탄해 보였다.

몽골 의사들과 연합해 진료하기로 하고 몽골을 왕래하면서 그곳 사정을 들여다볼 수 있었다. 몽골에서는 합법적으로 의료 관련 면허를 발급받는 데 1년이 넘게 걸렸다. 그 정도로 서류 절차가 복잡했다. 흔히 한국인들은 몽골이 경제력도 빈약하고 체계가 엉성할 거로 생각하는 경향이 있지만, 그곳의 의료 관련 면허 체계는 아주 엄격하고 까다로웠다. 몽골에서 성형 상담을 하고 가끔 수술도 했다. 몽골인 의사들과 영어로 대화도 나눴는데, 의사소통이 쉽진 않았으나 자신이 하는 일에 자부심을 가진, 참으로 괜찮은 사람들이었다.

그러나 몽골 현지에서 많은 사람을 접하고 나서 해외 성형, 원정 성형에 대해서 완전히 마음을 접었다. 가장 큰 이유는 언어가 달라 소통이 너무나 힘들기 때문이었다. 미용 성형은 의사가 얘기하는 바를 환자가 정확히 이해하고 환자가 말하는 바에 의사가 확실히 공감하고 이해해야 결과가 좋을 수 있다. 결과가 좋든 나쁘든 수술 후에도 오랫동안 소통이 필요하다. 같은 언어를 쓰는 한국인들과 이야기할 때조차도 소통이 쉽지 않다. 성형수술을 받으려는 사람들은 수술 전에 사전 지식이 왜곡된 경우가 많고 수술 결과에 대한 기대 역시 잘못된 방향인 경우가 많아서이다.

하물며 외국인과 소통할 때 언어는 굉장한 장벽이 된다. 통역이 있다 해도 수술에 대해 정확히 이해시키기도 어렵고 수술 후 증상에 관해 설명하는 것도 쉽지 않다. 성형은 사전 이해와 교감이 절대적인 분야라는 까닭은 바로 여기에 있다. 한류 드라마 등을 보면서 성형에 대해 막연한 기대감만 안고서 병원에 온 외국인을 그대로 수술대에 눕혔을 경우 환자는 결코 결과에 만족하기 어려울 것이다. 그 어떤 의료 행위도 마찬가지지만 사람 몸에 칼을 대는 수술이라면 의사-환자 간의 원활한 대화와 소통은 절대적으로 중요하다.

7

성형은 왜 이렇게
분쟁이 많을까요?

성형 후기는 과연 믿을 수 있을까

성형 수요자들이 성형에 관한 완벽한 정보와 지식을 갖고 병원에 오는 것은 아니다. 사실은 성형 '수요자'로서 여성들이 성형에 관심을 두고 검색을 하면 할수록 병·의원들에 고용된 인터넷 전문가들이 쳐놓은 거미줄에 더 많이 걸려들게 되어 있다. 진실을 알고자 몸부림칠수록 거미줄에 걸린 다른 곤충들과 같이 더 칭칭 감겨들 뿐이다. 병·의원들이 원하는 것은 올바른 정보의 전달이 아니라 매출을 늘리는 것뿐이다.

소비자들은 인터넷 검색을 통해 진실에 대한 편파적 조각들만 습득할 수 있다. 사람들은 소비자의 경험담을 듣고 싶어 한다. 그건 '진짜'라고 생각하기 때문이다. 그것을 인터넷 '기술자들'이 모를 리 없다. 검색하는 소비자들을 노리고 많은 병원이 성형 커뮤니티를 만들고 후기 부대, 댓글 부대를 동원한다. 병원이 아니라 사용자들이 스스로 만든 것처럼 위장해 관리자에게 월급을 주며 운영을 한다. 성형 커뮤니티에 올라온 글의 상당수는 병원 관계자들이 쓴 글이다. 병원을 상대로 장사를 하는 광고 PR 회사들은 인터넷 검색 전문가들을 동원해서 성형 관련 인터넷 카페 등을 만들고 병원들을 상대로 광고비를 받아 수입을 올리기도 한다. 돈을 많이 내는 병원들은 많은 후기를 올릴 수 있도록 해주고, 돈을 안 낸 병원들에서 올리는 후기는 '규정 위반' 등을 근거로 삭제한다. 후기란 곧 광고이기 때문에, 어떤 영향력 있는 커뮤니티들도 공짜 광고를 용납하지 않는다.

한편, 인터넷 커뮤니티들을 통해 '정보'를 얻을 만큼 얻었다고 생각한 성형 '수요자'들은, 그것의 99%가 병원에서 뿌린 정보들이라는 것을 전혀 알지 못한 채 '우량 후기'를 많이 올려놓은 병원 목록을 만들고 '발품'을 팔기 시작한다. 몇 군데 병원들을 후보군에 올려놓고 나름의 판단 기준을 통해 수술할 병원을 정하고 그 이유 역시도 커뮤니티에 올리곤 한다.

광고 '전문가'들은 대놓고 본인이 급여를 받는 병원으로 오라고 홍보하지 않는다. 몇 개의 병원을 묶어서 그들 사이에 장단점을 비교하는 척하면서 은근히 한쪽으로 유도한다.

이런 활동을 듣기 좋게 '바이럴 마케팅'이라고들 이르고 있지만, 사실 그 근원은 그저 소비자 현혹 행위들일 뿐이다.

이런 정보를 잔뜩 머릿속에 넣고 오는 성형 '수요자'들과 면담하다 보면 굉장히 힘들 때가 있다. 병·의원들이 뿌리는 정보는 오로지 높은 수익을 올리는 데만 초점이 맞춰져 있다. 어떻게 해서든 환자가 돈을 더 쓰게, 더 비싼 수술을 하도록 유도한다. 당연한 일이다. 정보를 뿌리고 환자를 자기 병원으로 유입시키려면 사람이 움직여야 하고, 사람을 움직이려면 돈이 드는데, 그 돈을 어디서 뽑는단 말인가? 당연히 환자들 수술비에서 뽑아낼 수밖에 없다. 그러니 수술비는 상식적인 선보다 비싼 쪽으로 갈 수밖에 없다. 때로는 싼값의 수술비를 띄워서 광고해 '낚시'를 걸고, 환자가 오면 비싼 수술로 슬쩍 유도하기도 한다.

염가 수술, 할인 수술들로 마케팅하는 병·의원들도 있다. 이 경우는 박리다매로 수술을 하도록 밀어붙이는 것이다. 이런 병원들은 "싸면 많이 할 것이다"라는 장사의 원칙을 고수한다.

그런데 수술이라는 것은 싼 비용으로 이윤을 올리려면 문제가 발생한다. 수술은 여러 대의 기계가 아닌 사람이 하는 것이므로 시간의 문제가 생긴다. 즉 한 사람의 의사가 단위 시간에 올릴 수 있는 매출에 제한이 있다. 그렇다 보니 이미 수술을 받은 환자들에 대해선 의사가 대화를 피하게 된다. 더는 돈을 뽑아낼 게 없는 환자에 대해 병원은 무관심하게 되고 접촉 시간은 줄어든다. 그러나 그 정도만 되어도 다행이다. 더 심해지면 공장형 수술, 급기야 유령수술, 대리수술이 이뤄지게 된다. 전 세계 유일무이한 한국 성형의 공장형 수술, 유령수술 실태에 대해서는 뒤에서 더 자세하게 이야기할 것이다.

중요한 것은 진실한 정보

앞에서 '아름다움'에 관한 여러 관념을 이야기했다. 다양성, 개성, 그 속에 깃든 나만의 아름다움. 사회가 이런 것을 추구하는 쪽으로 가고 있다면 문화적으로 옳은 방향일 것이다. 그러나 미용 성형에서는 소비자의 생각대로 결정되지 못한다. 미용 성형은 한결같이 병·의원의 수익과 이윤 창출이라는 하나의 방향으로만 흘러왔다. 소비자들이 미용 성형에 대해 정확하고 사실적인 정보를 얻기가 원천적으로 불가능하다. 공공의 제재도, 의사 집단의 자정작용도 전혀 없는 이런 미용 성형 환경에서 소비자들은 병·의원들에게 철저히 농락당할 수밖에 없다. 성형 피해 사례들은 차고 넘치도록 많지만, 미용 성형 수요자들의 70% 이상이 20~30대 젊은 여성들이며, 병·의원들은 이들이 법에 무지하고 사회생활에 어둡다는 점을 늘 이용해온 경향이 있다. 자신이 겪고 있는 문제가 성형으로 인한 피해인지 모르는 여성들도 부지기수로 많고, 성형 피해가 아닌 걸 피해라고 착각하는 여성들도 엄청나게 많다. 진실은 팩트에 있는데, 미용 성형 분야에서 진실은 늘 외면당한다. 수술 전에도, 수술 후에도 진실은 가려져 있다. 그러다 사람이 죽는 큰 사건이 터져야만 비로소 잠깐 조명을 받는다. 그러다 이내 그 같은 사건이 생기게 된 근원적 문제들은 다시 방치되었다가 이후 또다시 재발해왔다.

늘 가장 중요한 것은 '정보'라고 강조한다. 진실한 정보가 무엇보다 중요하다. 손자는 병법서에 '지피지기知彼知己면 백전불태百戰不殆', 즉 '적을 알고 나를 알면 백 번 싸워도 위태롭지 않다'라고 기록했다. '백 번 싸워 백 번 이기는' 게 아니라, '백 번 싸워도 위험한 상황에 빠지지 않는다'라고 썼다는 점을 기억해야 한다. 미용 성형에서도 명확하고 진정성 있는 정보를 수집할 수 있어야 위태로워지지 않는다.

'나를 알면'이란 문구는 무슨 의미인 걸까? 성형하려 하는 여성들은 자신이 무엇을 하려고 하는지 알아야 한다. 그보다 먼저 자신의 외모가 어떤 상태인지 정확히 알아야만 한다.

그 모든 것이 '정보'들이다. 진료실에서 면담을 해보면 놀란다. 여성들은 자신의 상태에 대해 합리적으로 생각하다가도 성형 정보를 수집하면 왜곡된 방향으로 자꾸 빠져든다. 결과적으로 오랜 고민 끝에 가장 잘못된 계획을 세우고 만다. 이것이 '성형 강국' 한국의 현실이다. 의사들은 환자들이 습득한 거짓, 허위 정보와 잘못된 믿음을 접하면 처음에는 바로잡으려 노력하지만, 시간이 흐르다 보면 결국 그걸 이용하려고 한다. 결국 의사들 대다수는 환자가 믿고 있는 허위의 믿음대로, 맹목적 요구대로 해주게 된다.

2000년대 중반에 코를 높이기 위해 쓰는 보형물로 실리콘 대신 고어텍스가 한때 유행했다. 당시 압구정동에서 가장 큰 성형외과에서는 "실리콘은 티 나고 부작용이 많아서 고어텍스를 써야 자연스럽게 연예인 코가 된다"라는 식으로 홍보했다. 환자들이 머릿속에 "실리콘은 옛날 꺼, 최신은 고어텍스"라는 공식을 주입한 것이다. 그러자 다들 고어텍스만 찾았다. 성형의 '트렌드'를 바꾸는 것이 대형 병원들의 마케팅 능력에 좌지우지된 것이다. 이렇게 되자 다른 병원들도 고어텍스의 장단점을 따지기에 앞서 그에 편승해 그대로 따라 했고, 고어텍스로 수술한다면서 수술비는 더 받았다.

문제는 2010년 중반 당시 유행했던 고어텍스 제품들은 염증이나 비틀어짐 등의 문제가 발생하면 제거를 해야 하는 데 있었다. 고어텍스는 실리콘과 달라서 제거하기가 힘들고 그 과정 중 살이 뜯겨 코의 원형을 훼손할 가능성이 컸다. 많은 의사가 그 점을 우려하고 있었다. 그런데 고어텍스를 마케팅 측면에서 밀어붙이는 병원들이 "아직도 실리콘을 쓴다는 병원은 구세대, 구식 병원"이라는 식으로 허위 정보를 유포하자 환자들은 상담 시 실리콘을 쓴다고 하면 더는 말을 들을 것도 없이 돌아서곤 했다.

인터넷에서 얻은 정보들에 어떤 문제가 있는지 알 턱이 없는 소비자들은 온라인상의 마케팅 정보를 과다하게 신뢰하는 경향이 생겼고, 병·의원들은 환자들의 이런 믿음에 대항하기보다는 그대로 편승해서 돈을 받고 환자가 원하는 대로 수술해주기에 바빴다.

그것은 이후 환자들에게 비극적인 결과로 고스란히 돌아갔다. 병원마다 고어텍스가 자꾸 비틀어진다는 환자들의 민원이 쇄도하자, 실리콘 보형물에 고어텍스를 코팅한 '실리텍스'라는 제품을 광고하고 나섰다. 새로운 제품이 나오면 시장에 풀기 전 임상 조사를 해보고 장기적 부작용과 효능 등을 충분히 수집한 후에 과연 이 제품을 써도 좋은가를 따진 연후에 권하는 게 상식이다. 한데 단지 "신제품 나왔다"라며 앞다투어 소비자들에게 홍보하고 값을 더 얹어서 권하기에 다들 열을 올린 것이다. 이런 풍조는 지금도 똑같다. '신제품' 이라고 하면 혹하는 소비자들 심리를 병원들은 십분 이용하고 있다.

좀 더 예뻐지려고 시작한 미용 성형. 그러나 처음에 발을 잘못 내디디면 돌이키기 어려운 큰 화를 부른다. 여기에서 가장 중요한 건 정확한 정보다. 신의 손과 같은 의사의 손기술이 환자의 수술 결과를 좌우한다는 기대는 접어두고, 사실에 기반을 둔 정보와 개념을 갖고 수술 결과에 대해 현실적인 기대를 하고 수술에 임하는 것이 중요하다. 다시 한번 강조하자면 정확한 정보보다 중요한 것은 없다.

나는 10년 전부터 블로그를 쓰기 시작했고, 몇 년 전부터는 유튜브도 시작했다. '팩트에 입각한 정보'를 전달하면서 환자들과 소통하고 싶었기 때문이다. 소통communication의 핵심은 진실을 '재료'로 하는 데 있다. 솔직히 말해 강물을 거슬러서 헤엄치는 느낌이 드는 일이었다. 예컨대 이런 것이다. "신제품은 검증이 필요하다. 섣불리 쓸 수 없다"라고 말하면 소비자들이 반발한다. "다른 병원에선 다 신제품이 제일 좋다고 비싸도 그걸 쓰라고 한다. 왜 선생님만 다른 소릴 하느냐?"라는 것이다. 이런 경우에 말의 진실성이 환자에게 채택될 가능성은 크지 않다. 그래도 언젠가는 사실에 입각한 진정성 있는 조언이 이길 것이라는 고집스러운 믿음을 버리고 싶지 않다.

단골이 없는 미용 성형, 입소문을 믿을 수 있을까?

무엇보다도 소비자들, 즉 성형 '수요자'들이 깨어나고 변화해야 한다. 혹자는 어떻게 그토록 오랜 시간 사람들이 진실을 모를 수 있단 말인가? 하고 의문을 표할 수 있다. 예컨대 통증 치료에 실력이 있는 의사가 진료하는 병원은 결과가 말을 하니 시간이 지날수록 환자들이 찾아오기 마련이 아닌가? 허위 판타지를 유포해서 환자를 끌어들인 후 성형을 하면 환자의 불만족이 높을 텐데 과연 그런 병원에 환자가 얼마나 오겠는가? 하면서 말이다.

그런데 미용 성형에서는 일반적 의료, 치료 의료와 결정적으로 다른 것이 있다. 의료 행위가 일회성으로 끝난다는 점이다. 통증 치료 등은 장기간 치료해야 하고 심하면 평생을 병원에 드나들게 된다. 나도 허리가 아파서 통증 의원을 다닌다. 그 담당 의사하고는 오랫동안 잘 알고 지내온 사이다. 그는 나에게 거짓말을 할 일도 없고 그의 수술·시술 효과가 어떤지 아주 잘 알고 있다. 이런 게 단골이다. 식당에서 맛있는 음식을 먹었다면 먹고 나서 바로 주인과 피드백을 나눌 수 있고 다시 찾아가거나 입소문을 낼 수 있다.

하지만 미용 성형 분야는 다르다. 예컨대 안면윤곽 수술이나 코 수술을 했다면 한 번 하고 나서 다시 수술하러 갈 일이란 거의 없다. 결과가 좋든 나쁘든 말이다. 미용 성형 시장이 지금처럼 혼탁하고 분쟁이 잦은 이유가 여기에 있다. 즉 '뜨내기' 시장에 가깝다는 점이다. '소개'를 많이 하면 유명해진다고 하는데, 사람마다 얼굴이 천차만별이니 수술 조건도 확연히 달라 맛집처럼 일괄적인 결과를 맺지도 못한다.

수술은 한번 해보고 나서 그것이 효능, 부작용 면에서 좋은지 나쁜지 예측해 그다음 절차를 결정할 수 없다. 환자들 대부분에게 수술은 그저 한 번이다. 예컨대 가슴 성형을 한다고 하였을 때 이는 환자가 인생에 단 한 번 하는 수술이다. 수술한 병원에 다시 찾아간다는 건 문제 혹은 부작용이 생겼을 때뿐이다. 그건 환자나 병원이나 서로 원하는 일일 리가 없다. 한 번으로 끝나기를 양자가 다 바란다. 성형 병·의원은 그날그날 수입을 계속 창출해야 하므로 이미 수술비 납부가 끝난 환자를 또 보고 싶어 할 리가 없다.

성형수술을 받은 소비자들은 수술을 받아봐야만 그것이 어떤 것인지 깨닫는다. 그 결과가 어떻든 수술 전에 생각한 것과 완전히 똑같을 수는 없다. 미용 목적의 성형은 환자 자신이 머릿속에서 그려본 결과와 차이가 크다면 결과를 용납하기 힘들어지고 정신적으로도 불안정해진다.

그러니 일선 미용 성형 병·의원들에서는 수술 결과를 놓고 수많은 클레임과 분쟁들이 발생하는 게 현실이다. 대한의사협회 의료공제회는 의료사고가 발생했을 시를 대비해 병·의원이 가입해놓는 일종의 보험 조합이다. 그 보험 조합 담당자들의 말을 빌리면, 성형 병·의원의 경우 의료 분쟁 접수 건수가 너무 많고, 공제료, 보험료 신청도 과포화 상태라고 한다. 이는 국내 미용 성형수술 시장의 특성 아닌 특성이 되고 있다. 미용 성형수술 전, 그 부작용에 대한 설명과 수술의 장단점에 대해 명확히 전달하고 환자가 원하는 바에 관해 묻고 성실히 답해주는 병원을 찾아보기는 사실상 힘들다.

우리나라의 의료 분쟁의 수는 얼마나 될까? 2019년 한국소비자원 의료서비스 피해구제 기념 세미나에서 발표한 자료에 따르면, 2016~2018년 발생한 의료 피해구제 2,415건 중 치과를 제외한 성형외과는 10.3%로 239건에 달했다고 한다. 정형외과(348건)에 이어 2번째이다. 내과나 정형외과처럼 온 국민을 대상으로 하는 메이저 진료 과목과 달리, 한정된 연령층에 진료가 집중되는 미용 성형외과의 특성을 고려해보면 이런 수치는 놀랍도록 높은 것이다. 단골들이 계속 병원에 드나들면서 진료의 질을 입소문으로 평가하는 동네 의원들과 비교할 때, 주로 서울 강남 쪽에 집중되어 분포하는 미용 성형 병·의원들은 사실상 단 한 번의 수술로 진료의 질을 평가받으며 단골이 있을 수도 없다. 입소문이라는 것은 매우 한정적일 수밖에 없고, 진료의 질은 인터넷 후기 같은 데에 의존할 수밖에 없다. 이는 소비자들, 다시 말해 미용 성형 수요자들로서 비극 아닌 비극이다. 그들이 아무리 열심히 검색한다 해도 그 병원 진료의 질은 절대 알 수가 없다.

"수술비를 깎아줄 테니 후기를 올려달라"

개원한 의사들끼리는 "개원 과에는 오로지 감기과, 통증과, 미용과, 이렇게 세 과만 있다"고들 말한다. 내과, 이비인후과, 소아과 등은 '감기과'라고 부른다. 우리나라는 확실한 질환을 진단받은 환자들이 거의 다 상급 종합병원으로 몰리는 경향이 있다. 그러고 나면 의원급들에는 오로지 감기 환자들만 남는다. 또 정형외과, 신경외과, 마취통증과, 재활의학과 등의 의원은 물리치료와 통증 주사, 시술만으로 운영되고 있다. 그 외 병·의원들은 미용 성형 쪽에 몰려 있다. 미용 성형만이 건강보험 수가체계에 잡히지 않기 때문이다. 여기에 전공 과는 관계가 없다. 산부인과, 소아과, 비뇨기과, 정신과, 흉부외과, 일반외과, 이비인후과 등 거의 모든 과의 개원의들이 미용 쪽을 알음알음 배워서 병원을 운영한다. 그 숫자가 너무 많아 성형외과 전문의는 그 가운데 일부분일 정도다. 그러니 우리가 보통 '성형외과'라고 말할 때 그것은 성형외과 전문의가 개원한 병·의원만을 지칭하는 게 아니다. 미용 성형을 전공하지 않은 다른 의사들이 개원한 미용 목적의 병·의원들을 전부 포괄하는 것이다.

한국인들이 미용에 관심이 높은 것은 사실이다. 그걸 고려하더라도 이 정도로 미용 병·의원들이 많을 수는 없다. 앞에서도 얘기했듯 이것은 한국 건강보험 체계 특유의 저수가 정책, 그리고 의료 전달 체계와 관련이 깊다. 미용이라는 한 분야에 이토록 많은 병·의원들이 있다 보니 과당경쟁이 벌어질 수밖에 없다. 의료법상 '환자 유인 행위'는 불법으로 규정

되어 있지만 어떻게든 환자를 유치하지 않으면 병원이 유지되기 어려워서다. 항간에서는 이를 '낚시'와 비유해서 말하곤 한다. 흡사 연못 속에 있는 물고기들을 '낚기' 위해 수많은 낚시꾼이 연못을 빽빽하게 둘러싸고 앉아 있는 모양새다.

어떤 낚시든 밑밥을 먼저 던져야 한다. 병·의원들은 인터넷 포털 사이트에 병원명을 '노출'하는 데 많은 돈을 쓴다. 그러나 노출만으로 환자가 오진 않는다. 환자가 오게 하려면 '수술 후기'가 있어야만 한다. 후기는 알바생을 고용해서 댓글 형식으로 작성하는 후기들과 직접 작성한 후기들로 나뉜다. 예전엔 많은 병원이 포털 ID를 돈을 주고 사서 알바생들에게 후기를 작성하게 했던 시절이 있었다. 정보통신에 관련한 법률이 강화되자 병원들은 유명 유튜버, VJ 등에게 오히려 돈을 주면서 성형을 해준 다음 수술 후기를 유포시키도록 하고, 수술 모델을 공급받는 등 온갖 방법을 동원해 후기를 올렸다. 원장이 환자들에게 대놓고 "수술비를 깎아줄 테니 후기를 올려달라"라고 요구하는 곳도 있었다. 노출 광고가 '밑밥'이라면, 후기는 '미끼'라고 할 수 있다.

성형은 왜 이렇게 분쟁이 많을까요?

상담실장이 의료인이라고?

∞∞∞∞∞∞∞∞

상담실장은 의료인이 아니다. '의료 행위'는 의료인 면허를 가진 사람만이 할 수 있다. 의료인은 의사, 한의사, 치과의사, 간호사, 조산사를 말하는데, 미용 성형 분야에서는 의료인이 아닌 상담실장이 진료 영역을 수시로 침해하고 넘나든다. 예를 들어 '당신은 눈매교정술을 해야겠습니다. 안검하수가 있기 때문입니다'라고 말하면서 환자에게 수술을 권한다면 이것은 의료 행위, 즉 진료에 속한다. 이는 불법이지만 사실상 묵인되고 있는 게 현실이다.

이렇듯 수시로 진료 침해를 하는 상담실장이란 직위는 치료 목적의 진료과에는 거의 없다. 오직 미용 진료에만 있다. 다시 말해 안과의 라식 레이저 시술이나 치과의 임플란트, 피부과 레이저 등 비보험, 소위 비싼 진료 항목에 관해서만 '상담실장'이 등장한다.

값이 싼 진료에 대해선 병원들이 환자 유치 경쟁을 하지 않는다. 그러나 비보험, 비싼 진료에 대해선 병원들이 치열한 환자 유치 경쟁 속에 있게 마련이다. 라식, 임플란트, 미용 목적의 레이저나 비보험 수술을 주로 하는 병원들에서는 의료적 내용을 환자에게 설명하기보다는 쇼핑객을 호객해 구매가 일어나도록 판매하는 측면이 더 절실하다. 상담실장이란 비싼 진료비를 청구하는 수술·시술에서 '판매자' 노릇을 하는 이들이라 하겠다.

구분하자면 '영업'은 넓은 의미에서 마케팅의 일환이며 온라인상에서 병원이 검색에 걸리게끔 여러 장치를 해놓는 홍보 행위이다(콜센터를 두는 병원들도 있다). 반면 '판매'란 영업 채널을 통해 병원에 온 환자(소비자)들을 상대로 매출이 일어나도록 유도하는 행위이다. 성형외과들이 환자를 '잡는' 과정은 이렇듯 마케팅 직원들과 상담 직원들에 의해 이뤄진다. 이것이 미용 성형 병·의원들의 방식이 된 지는 이미 오래되었다.

성형수술이 이뤄지는 과정 역시 '진료'이며 '의료'의 측면이 있는데, 비의료인이 개입해 영업과 마케팅 논리를 들이대는 행위가 과연 바람직한가를 생각해볼 필요가 있다.

미용 성형도 사람 몸에 칼을 대고 각종 약물이 들어가는 의료 행위인바, 마케팅과 소비 과정을 내세우기보다는 환자의 상태를 소상히 파악하고 적합한 방법을 찾아내는 의사-환자 간의 대화가 먼저 시작돼야 하지 않을까? '영업'과 '판매' 행위가 아예 없어지는 것을 기대하기는 어렵겠지만, 비의료인을 고용해서 쌍꺼풀 문의를 하러 온 환자에게 "쌍꺼풀만으론 안 되실 것 같고 눈매교정도 하시고 뒤트임도 좀 하시고 지방 이식도 좀 하시고……" 이런 식으로 진료 행위 자체가 판매로 둔갑하는 게 지금 현실이란 데 큰 문제가 있다.

작금의 영업 마케팅 행위는 환자의 상태에 대한 보다 객관적인 분석과 지식으로 바뀌어야 하고, '판매' 행위는 의료적 지식에 바탕을 둔 정밀한 진료로 변화되어야 한다. 하지만 어떤 성형외과 의원도 그렇게 하지 않는다. 비정상이 정상인 것으로 모두에게 인지되고 있기 때문이다. 상담실장은 의사가 진료한 부분들을 풀어 설명하고 수술 예약 등을 돕는 일만 하도록 해야 한다. "하는 김에 이것도 같이하시면 몇 퍼센트 할인이 들어갈 수 있고요……." 이런 식으로 '끼워 팔기'를 하는 건 전형적인 무면허 의료인 셈이다. 이에 대한 강력한 의료법 집행이 꼭 필요하다.

2012년 초에 블로그를 개설하고 이런 글을 쓴 적이 있다.

"아름다움은 곧 자산"에 방문해주신 님을 환영합니다. 이 블로그는 성형수술, 성형수술에 대한 의학적 전문적 지식, 성형에 대한 올바른 정보, 또 이런 점은 성형수술을 계획하고 성형외과를 검색하고 있는 분들이 꼭 알아야 하겠다 싶은 것들을 나누기 위해 만들어졌습니다.

감사한 일이지만 저의 예상을 훨씬 뛰어넘어 많은 분이 제 블로그에 관심을 가져주셔서 개설한 지 4개월이 안 돼서 유입수가 어느덧 15만에 이르게 되었습니다.

www, 즉 월드 와이드 웹이라는 형식의 인터넷이 널리 퍼지게 된 지 아직 10년이 채 안 된 것 같습니다. 이 10년이 채 안 되는 기간에 수많은 정보가 인터넷을 통해 유포되었고 진위 여부조차 가릴 수 없는 콘텐츠들이 판치는 현상은 가면 갈수록 더 심해지기만 하고 있습니다.

한국은 자타가 공인하는 인터넷 IT 강국입니다. 그렇게 잘 발달한 인터넷, LAN, WiFi, 데이터 통신망들이 대중들에게 마음만 먹으면 즉시로 수많은 정보를 전달해주고 있는 것은 맞습니다.

그러나 그 많은 정보 중에서 과연 정확한 정보, 자신에게 맞는 정보, 허위가 아닌 사실에 근거한 정보가 얼마나 될는지요.

이곳 "아름다움은 곧 자산"은 제가 직접 작성한 글만을 올리고 있습니다.

브로커나 돈 받고 글 쓰는 알바들한테 블로그를 맡기지 않겠습니다. 의학적으로 검증된 정확한 지식만 드리도록 하겠습니다. 상업적이고 부추기는 글은 찾아볼 수 없으실 것입니다. 모든 콘텐츠는 제가 직접 작성합니다.

사실은 당연히 그래야 하는 일인데, 요즘 세상에는 그게 당연하지 않게 되었습니다. 성형 브로커나 알바가 아닌 성형외과 전문의가 직접 하나하나 글을 올리는 블로그는 대한민국에 몇 개 없습니다. 인터넷상의 성형 관련 지식이 언제부터인가 지식이 아니라 광고가 되어버렸기 때문입니다.

이곳을 방문하신 모든 분이 행복한 시간이 되셨길 바랍니다. 감사합니다.

지금 다시 읽어보면 참 세상 물정 모르는 순박한 소리를 늘어놨구나 싶다. 어쨌든 블로그라고 하는 것은 내 마음대로 쓸 수 있는 공간이고 무슨 소리든 쓸 수 있어 좋았던 것 같다. 블로그를 꼬박꼬박 써나가지는 못하고 띄엄띄엄 글을 올리는 경향도 있었지만, 그래도 전체 글이 630개가 쌓였으니 나름 애정을 갖고 써나간 것이었다. 이 많은 글에서 일관되게 하고 싶었던 말의 요지는 이것이었다. 미용도 치료라 생각하자, 성형도 진료라고 부르자는 것이었다. 다들 지금처럼 안일한 자세로 임한다면 결국 병원들은 환자의 신뢰를 잃을 테고, 결과적으로 의사와 환자가 모두 힘들어지지 않겠느냐는 것이었다.

2017년 7월에 쓴 "가슴 수술도 하나의 치료다"라는 글도 그런 생각을 담아낸 것이었다.

(중략) 즉 나의 문제점이 무엇인지에 대해 분석하고 파악하는 것이 상담, 진료에서 가장 첫 과정인데, 실제로는 상담받으시는 분대부분이 그걸 받아들이지 못한다는 뜻이죠. 나한테는 이러 이러한 특성, 문제들이 있다. 그래서 그것을 해결하려면 이러이러한 방법이 있다. 그리고 이제 내가 선택해야 할 부분은 이것, 이것이다. 그런 식으로 흘러가야 하는 것이 상담 과정인데, 제가 환자분들한테 그렇게 말을 하게 되면 뜻밖에 "아니, 내가 무슨 문제가 그렇게 많다고 자꾸 내 흠만 짚는 걸까?"라는 식으로 내심 기분이 나빠지시는 분들이 있더라고요.

정확한 상담, 진료를 하려는 노력이 오히려, 불쾌함을 유발하는 결과가 되고 마는 것이죠. 왜 그런 상황이 될까요?

(중략) 무엇보다 자기의 특징과 자신에게 가장 잘 맞는 수술 과정, 자신만의 경과 등에 대해 자세히 의사와 얘기를 나누는 과정은 중요합니다. 그 과정이 빠지고, 단지 제품을 어느 회사 거로 하고, 제품 타입을 뭐로 하고…… 마치 쇼핑과 같은 얘기만 하다 나오게 된다면…… 반드시 수술 후에 심각한 의문들이 생길 겁니다.

그렇게 되면 결국 의사에 대한 신뢰도 닳아버리게 되고 환자로서는 굉장히 불만스러워지기 마련입니다. 따라서 가슴 수술에 대한 상담을 오시는 분들 모두가, 상담 과정에 대한 발상의 전환이 필요합니다.

가슴 수술도 하나의 치료라고요. 단 한 명의 환자도 똑같지 않습니다. 다르면 그 다름을 생각하면서 수술 플랜을 짜고 실행해야 합니다.

우리가 진료, 상담을 하는 이유는 이런 것들에 대해 환자분들이 사전에 알고 의사와 공감하고, 수술 과정과 회복 과정을 이해하실 수 있게 하는 것이 너무나 중요하기 때문이죠.

그러나 좋은 수술 결과, 올바른 수술 과정을 이루어 내기 위해서는 이에 대해 상세하고 정확한 이해를 하고 의사소통하는 것이 너무나 중요합니다.

진료는 환자 몸의 특성에 집중하는 데서 출발한다. 환자 몸의 현재 상황을 파악하고 더 정상화하거나 개선하기 위해 시작하는 것이다. 그런데 쇼핑은 환자의 몸이 아닌 물건에 집중하는 데서 출발한다. 거기에 커다란 차이가 있다. 한국에서 미용 성형을 하는 병·의원들은 '진료'라는 말보다는 '상담'을 한다고 표현한다. 성형 병·의원들은 환자를 '소비자'로 여기는 것을 기정사실로 했고, 수술에 관한 대화를 '쇼핑'으로 생각하며 수술 결정을 '구매'로 바꾸어놓았다.

미용 성형도 치료적 관점에서 하는 것이라는 상식이 퍼지길 원하는 이유는 미용 수술이 상업화되는 걸 막기 위해서이다. 미용 수술이 상업화되면 병·의원은 '업체'가 되고 유포되는 의료 정보는 판촉 정보로 전락하게 된다. 또한 마케팅, 판촉에 들어가는 비용은 환자의 주머니에서 나올 수밖에 없고, 병·의원도 그 비용을 감당해야 하니 수술 후 환자 관리에는 그만큼 무관심해진다. 그저 새 환자 유치에만 온 관심을 기울이게 되고 만다.

혹자는 "자본주의 사회에서 소비자들이 쓰고 싶어서 쓴 돈을 어찌하겠느냐"라며 항변할 수도 있다. 문제는 소비자들이 '구매'를 결정하게끔 유도한 정보들이 공정하거나 객관적이지 못하다는 점이다. 소비자들은 의료적 진실을 알 권리가

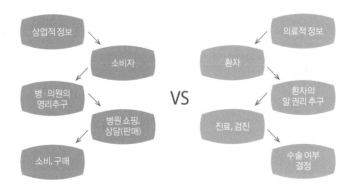

성형은 왜 이렇게 분쟁이 많을까요?

있고 수술 여부를 결정하는 과정에서 상업적 정보를 걸러낼
수 있어야 한다. 적어도 현시점에서 보건대 미용 성형에서 환
자의 '구매' 과정은 공정하지 못하다.

'상담'은 완벽하게 하나의 '쇼핑' 과정

국내 미용 성형 영역의 큰 문제점들, 즉 과다수술 유도,
의료사고, 잦은 불만족과 의료 분쟁 등은 이러한 정보의 일
방성과 밀접한 관련이 있다. 의료는 전문 영역으로, 비전문가
들이 공적 위치에서 환자와 소통하기란 사실상 힘들다. 또
전문가들은 모두 이해 당사자들이므로 공급자 = 전문가 vs 소
비자 = 일반 대중이라는 구도에서는 이해관계 없이 전문적인
관련 정보들이 유통되기 매우 어렵다. 영업과 판매, 구매가
이뤄지는 수많은 영역에서 이러한 정보의 비대칭성, 일방성
을 견제하기 위한 장치들이 작동하고 있기는 하다. 소비자연
대와 같은 시민단체들이 있고 언론도 관심을 기울이며 소비
자보호원도 있다. 금융 부분에 대해선 금융위원회가 있다. 이
러한 단체들은 소비자들이 구매나 소비를 할 때 공급자가 불
법 행위나 소비자 기망이 없었는지 감시하고 고발하며 처벌

이 이루어지도록 하고 있다.

그러나 미용 성형 영역은 소비자 단체, 환자 연대의 관심
망을 벗어나 있다. 미용 성형의 수요자들은 주로 20~30대의
젊은 여성들이다. 이 연령대 여성들은 피해를 보았을 때 합
리적인 해결 방법에 어두운 편이며, 프라이버시를 보호받고
싶어서 사회적 연대도 꺼리는 경향이 있다. 그에 대한 정보가
결핍된 것도 물론이다.

미용 성형 병·의원들이 상담실장들에게 '영업'과 '판매'
를 맡기고 소비자들에게 이런저런 수술을 하라고 부추기는
행위가 불법성이 있다는 사실은 일선 보건소 등 행정 기관에
서도 이미 알고 있다. 인센티브(성과급)를 받는 상담실장을 내
세워 영업과 판매를 전담하게 하는 시스템은 2000년대 초반
부터 비보험 분야의 수술, 시술 등을 주로 하는 성형외과, 피
부과, 치과, 안과에서 만연하기 시작했다. 이러한 시스템의 문
제는 환자들이 과도한 수술, 필요 없는 시술을 받도록 유도
한다는 점이다. 수술·시술의 양과 건수가 늘어날수록 부작
용이나 원치 않는 결과 등의 문제들이 발생할 가능성은 점점
커진다. 그런데도 상담실장들은 매출 인센티브 실적을 올리
고 싶어 환자가 병원에서 더 많은 돈을 쓰도록 유도하게 마
련이다.

무엇보다 환자들(소비자들)이 자신이 받으려는 수술에 관해 올바른 정보를 얻는 것이 가장 중요하다. 수술은 사람 몸에 칼을 대는 것이며, 쇼핑과는 차원이 다르다. 매대에서 마음에 드는 물건을 픽업해 돈을 내면 자기 것이 되는 그런 행위와 자기 몸에 의사가 손을 대는 것을 똑같이 생각해선 안 된다. 하지만 서울 강남을 중심으로 한 미용 성형 분야의 '상담'은 완벽하게 하나의 '쇼핑' 과정으로 틀이 잡힌 지 오래다. 행정부(보건복지부)에서 고가의 비보험 의료 분야에서 이뤄지는 허위·과다광고, 비의료인 진료 행위 실태를 파악하고 엄격히 처벌하는 시행령 등을 만들어 적극적인 단속을 해야 한다. 미용 성형에 대해 당국은 너무 오랫동안 방치, 방임했다. 업계는 허위 광고, 유령수술 등 불법, 편법이 만연해 있으며, 그 결과, 소비자들은 수많은 피해를 보고 입고 지금 이 시각에도 이 같은 일이 반복되는 중이다.

8

팩트와
진실의 통로

소비자들은 진실을 알 권리가 있다

2010년대 들어 전 세계의 IT 생태계가 모바일 기반의 온라인 환경으로 바뀌기 시작했다. 한국은 특히 그 속도가 빨랐다. 모바일 환경에서 우리가 흔히 말하는 파란 창 포털 사이트는 이른바 '상위 노출'되는 콘텐츠의 수가 줄어 더 지독한 경쟁 속에 휘말렸다.

IT 세대 또한 바뀌어 가고 있었다. 블로그 같은 텍스트 위주의 콘텐츠는 새로운 세대, 90년대생 이후 여성들에게 어필하기 어려웠다. 새로운 세대는 모바일 인터넷에 익숙하였고, 글자로 이루어진 콘텐츠, 즉 책이나 긴 내용의 블로그를 다 읽으려 하지 않았다. 이 세대 여성들에겐 인스타그램이나 영상 콘텐츠의 사용량이 상대적으로 높았다. 유튜브의 방송량 또한 기하급수적으로 많아지고 있던 시기였다.

유튜브가 매력적이었던 건 따로 드는 비용 없이 채널을 만들고 고정적으로 그 주제에 관심 있는 사람들을 상대로 정보를 전달할 수 있다는 점이었다. 미용 성형 관련 홍보물들은 거의 다 의사들 본인이 제공한다기보다는 광고 대행업체들이 만들어내는 것들이다. 그런 과다 홍보 콘텐츠들에 넌더리가 나 있는 나로서는 유튜브 방송을 안 할 이유가 없었다. 국내 포털 사이트는 '정보의 바다'란 말처럼 엄청난 정보들을 담고 있는 것 같지만, 실제로 검색되는 정보들은 천편일률적이고 얇은 지식뿐이다. 반면 구글 검색을 영어로 해보면 거기선 상업성보다는 정확성에 기반을 둔 정보들이 상단에 뜬다. 한국의 파란 창 검색에선 어림도 없는 일이다. 1페이지부터 10페이지 너머까지도 전부 다 상업 정보 일색이다. 누군가 아무리 올바른 소리를 하고 잘못된 걸 잘 지적하고 정리해놓았다 해도, 검색에서 상단에 뜨지 못하면 그걸 읽는 사람은 극소수일 뿐이다. 즉, 정보의 '장악력'이 정보의 '진실성' 위에 있는 세태, 그것을 모바일-포털-플랫폼 시대가 강화한 것이다.

5~6년 전, 유튜브 방송을 시작할 당시만 해도 의사가 직접 카메라 앞에 서서 성형에 대해 강의하듯 이러쿵저러쿵하는 예가 없었다. 성형외과들은 수술한 환자들의 수술 전 모습

과 수술 후 모습을 비교하면서 "우리 병원에서 수술하면 이렇게 이뻐져."라는 식의 광고 콘텐츠를 만드는 데만 전념했다. 참 낯뜨거운 일이었다. "나, 실력 이렇게 좋아." "나한테 와서 돈 내고 수술해라." 이외엔 아무런 메시지도, 내용도 없었다.

나는 인터넷 포털에서 상업적 광고들에 밀려 드러낼 방법이 없던 실제 정보들을 전달할 창구로써 유튜브를 생각했다. 이윽고 나는 학원 강사처럼 칠판 앞에 서서 그림을 그려가며 성형에 대해 강의를 했다. 가슴 성형에서 변화된 학술 트렌드에 대해 이야기하기도 했다. 상담 시 환자들이 "다른 병원에서는 이렇게 말한다, 저렇게 말한다……"라며 진실과는 거리가 먼 얘기를 듣고 와서 자꾸 물어보곤 했다. 그때마다 일일이 관련 최신 논문들을 찾고 변화된 개념들을 소개했다.

예를 들면 이런 것이다. 표면이 매끈한 스무스 쉘 타입 보형물이 있고 '신제품'이라고들 하는, 표면에 약간의 돌기가 있는 '마이크로 텍스처드'(혹은 나노 텍스처드) 쉘 타입 보형물이 있다. 이런 마이크로/나노 텍스처드 쉘 보형물을 병원들은 더 비싸게 수술비를 받았다. 그러려면 마이크로/나노 텍스처드가 스무스 쉘보다 우수해야 했다. 물론 그렇다는 학술적 근거는 전혀 없었다. 마이크로/나노 텍스처드라는 쉘은 사실은 스무스 쉘과 임상적으로 다를 게 없었다!

그래도 병원들은 작정하고 '가짜 뉴스'를 환자들에게 유포했다. "마이크로/나노 텍스처드는 수술 후에 마사지를 안 해도 촉감이 좋다. 근데 스무스 쉘은 마사지를 해야 한다. 안 그러면 촉감이 형편없어진다." 이렇게 얘기하며 자꾸 마이크로/나노 텍스처드 쪽으로 환자들을 몰고 가는 것이었다. 당연히 그쪽이 병원으로서 더 많은 이윤을 얻을 수 있기 때문이었다.

그러나 마이크로/나노 텍스처드든, 스무스 쉘이든, 마사지할 이유는 없다는 것이 학계의 중심적 견해임은 아무도 환자들에게 전달하지 않고 있었다. 뉴욕 대학의 Hidalgo 박사 등은 한 논문을 통해 마사지란 개념 자체를 폐기해야 한다고 언급했다.

This study offers evidence that massage is associated with a higher incidence of capsular contracture in its unadjusted risk factor analysis, perhaps by prolonging the inflammatory phase of healing. In any event, massage, having never been standardized or proven to be effective, is a relic that should probably be abandoned.

이 조사에서는 마사지가 치유 과정에서의 염증 단계를 더 늘려

줌으로 인해 피막 구축의 발생을 높이지 않는가 하는 근거를 제시한다. 마사지란 것은 한 번도 표준화된 적도, 효과가 있다고 증명된 적도 없으며 아마도 폐기되어야 할 유산일 것이다.[*]

성형외과에서 전파하는 거의 모든 콘텐츠는 수술 전후 사진을 늘어놓고 수술 후기들을 보여주면서 "우리 원장님 손이 금손"이라며 '신화화, 판타지화'하는 게 정석이었다. '솔직함'은 성형 마케팅의 정석이 아니었다. 그러나 나는 마케팅 원칙에 맞건 맞지 않건 내가 올바르다고 생각하는 정보를 전달하는 일을 지속했다. 소비자들은 진실을 알 권리가 있었고 그걸 근거로 수술 결정을 내려야 하기 때문이다. 관련 수술 방법의 역사까지 설명했고 그림이 필요할 경우 직접 그림을 그렸다.

예를 들어보자. 양악 수술은 어떤 사람이 해야 할까? 사람들 대부분은 '얼굴이 작아 보이려고 양악 수술을 한다'라고 생각할지 모른다. 실제로 그렇게 설명하는 성형외과들이 아직도 있을 것 같다. 그러나 양악 수술은 부정교합을 맞춰

[*] David Hidalgo, Discussion: Risk Factor Analysis for Capsular Contracture: A 5-Year Sientra Study Analysis Using Round, Smooth, and Textured Implants for Breast Augmentation, Plastic and Reconstructive Surgery, Vol132, No.5, Nov 2013, p.1125.

주기 위한 수술이다. 치과적 교정을 하는 와중에 뼈의 이동을 통해 치아 교합을 맞춰주겠다는 의도에 따라 행해지는 수술일 뿐, 그 태생은 미용 목적이 아니다.

그런데도 미용 병·의원들은 이런 사실을 환자들에게 잘 이야기해주지 않는다. "양악 수술하고 나서 바비인형 됐어요"라는 후기를 유포하는 데만 열심일 뿐이다. 한때 광풍처럼 유행했던 '메이크오버 쇼'에서 단골로 나왔던 게 양악 수술이다. 양악 수술이란 위턱뼈(상악)와 아래턱뼈(하악) 두 턱뼈의 동시 이동을 도모하는 수술이라서 양악2 jaw surgery수술이라 칭한다. 주걱턱이라서 아래턱이 위턱보다 앞으로 튀어나온 사람(이를 3급 부정교합이라고 부른다)은 양악 동시이동 수술 이후 기능적으로도 좋아지고 동시에 미용상으로도 확실히 개선되는 면이 있다. 그러나 반대로 위턱이 아래턱보다 더 나와 있는 사람들(2급 부정교합)의 경우는 양악 동시이동 수술을 하고 나서 미용상 별로 달라지는 게 없다.

그렇다면 부정교합이 아닌, 정상교합을 가진 사람이 양악 수술을 하면 어찌 될까? 사실상 이게 문제다. 정상인 사람은 턱뼈에 톱을 들이대지 않는 게 맞다. 특수한 경우를 제외하고 이는 오히려 얼굴의 균형을 파괴하고 기능적으로도 문제를 초래할 수 있다.

그런데 병원들이 진실을 전하려 하지 않는다. 한때 양악 수술을 최고로 많이 했다는 모 치과 병원에서는 손님들이 도떼기시장처럼 와글대는 와중에 누군가 상담을 신청하면 안내하는 사람이 장부를 들고 와서 환자 얼굴을 보지도 않은 채, "수술 언제 하실 건데요?"라고 물었다고 한다. 그러니 이 병원이 폐업한 후 피해자들이 하소연할 곳조차 없어진 일은 절대 그냥 잊혀서는 안 된다. 항간에서는 일명 '먹튀 치과' 사건으로 더더욱 유명하다. 아래 기사에 일부 상황이 나와 있다.

투명치과 강제훈 원장이 대표원장이던 화이트치과도 먹튀 논란이 일었다. 강 원장은 이벤트로 환자를 모집해 거액을 벌었고, 이른바 '몸값'이 좋을 때 다른 사람에게 매각한 것으로 알려졌다. 이후 화이트치과는 신규 환자는 없는데 치료할 환자는 많아 결국 폐업했다. 47억 원을 탈세했는데 집행유예가 됐고 벌금 48억 원에 과태료 60억 원이 부과됐다. 그러자 강 원장은 (투명치과에서) 다시 이벤트 모집으로 환자를 유치했고, 환자들이 낸 선납금으로 벌금과 과태료를 납부했다.*

---

* 〈먹튀 치과, 피해자들 무시하고 "빚 98% 탕감해달라"〉, 경향신문, 2020. 7. 25일 자.

미용 성형이 과당경쟁에 내몰리다 보니 진실과 팩트는 희미해졌다. 누구도 거기엔 관심을 두지 않았고 지금도 다르지 않다. 돌파구는 결국 진실을 찾는 데서 시작해야 한다. 물론 완전한 진실은 생각하기에 따라 다를 수 있다. 의사마다의 양악 수술의 적응증에 대한 생각도 물론 다를 수 있다. 또 지금 우리 의료 시스템하에서 영업과 광고를 불법이라 하기도 어렵다. 그렇더라도 사람 몸에 칼을 대고 하는 수술을 두고 도를 지나쳐서 영업과 광고를 하는 일은 막아야 한다. 이로 인해 소비자 피해가 계속 발생하는 상황이 너무 오래 지속했다.

2012년 8월 2일 〈데일리메디〉 기사에서는 소비자보호원이 '양악 수술 관련 피해가 늘고 있다'라며 소비자들의 주의를 당부했다고 했다. 양악 수술 피해 접수 건수가 매년 2배가까이씩 늘어나고 있음을 알렸고, 감각 이상, 비대칭, 교합 이상, 함몰, 턱관절 장애 등 매우 치명적인 문제들이 있음을 보도했다.

'진실'을 전달할 통로가 있어야 한다. '영업'과 '광고'가 '진실'을 압도하고 있는 것이 인터넷 세상의 현주소이다. 우리나라가 IT 선진국으로서 우수한 네트워크 인프라를 빠르게 구축해왔다고 하지만, 네트워크를 타고 퍼져 사람들의 의식과 생각을 장악하고 있는 많은 정보는 소비자들에게 위험천만한 지뢰밭을 조성했다. 유독 미용 성형 분야에서 더 심각하다.

예컨대 '갑상선 항진증 치료'에 대해 파란 창 검색을 해 보면 '지식 백과'를 곧바로 볼 수 있다. 이는 서울대학교 병원 의학 정보에서 제공하는 것이므로 영업적 정보라고 보긴 어렵다. 또 백과 사전상의 지식 정보도 나온다. 그런데 '유방 성형'에 대해 검색을 하면 지식 정보가 아닌, 온통 영업 광고들로 메워져 있음을 알게 된다. 신문기사도 기사가 아니라 '기사형 광고'뿐이다. 가뭄에 콩 나듯이 '정보성' 포스팅들이 나오지만 이는 극소수이다. 요즘 사람들은 파란 창 검색에서 식당, 맛집이나 명소, 펜션 등을 검색한다 해도 그 내용을 믿지 못한다. 전부 광고이기 때문이다. 미용 성형 역시 그렇다는 것을 과연 얼마나 많이들 알고 있을까?

성형의 효과, 부작용에 관한 객관적 정보는 어디에?

구글에서 영어로 breast augmentation을 입력하면 위키피디아 서술이 가장 먼저 보인다. 그 밑으로 전 세계에서 가장 유명한 병원인 메이오 클리닉Mayo clinic의 의학 정보가 올라온다. 그 밑으로는 American society of plastic surgeons, 즉 미국 의사협회의 유방 성형에 대한 정보가 올라온다. 이는 영업, 광고와 거리가 먼 실제 의학 정보들이다. 유방 성형의 부작용에 대해 검색한다 할 때도, 파란 창 검색은 검색자를 매우 실망하게 한다. '정보'는 찾을 수 없고 오로지 '영업', '광고'만이 존재하기 때문이다. 우리나라의 대표 포털에서 소비자들은 그 수술의 효과, 부작용, 평가 등에 대한 객관적 이해를 얻고 싶어 하지만 미용 성형 병 의원 관계자들, 에이전시들이 이미 촘촘히 호객 행위의 거미줄을 쳐놓았으므로 사실상 불가능하다.

유튜브에도 이런 지긋지긋한 '광고', '영업'성 영상은 넘쳐난다. 그런데 유튜브는 영상이라 얼굴을 드러내고 하다 보니 좀 더 전달자와 듣는 자가 친숙해지는 경향이 있다. 시간은 오래 걸렸지만 내용의 진정성, 진실성에 대해서는 나의 유튜브 채널이 나름대로 인정을 받은 것 같다.

일반인들이 진정성 있는 정보를 접하는 것은 정말 중요한 일이다. 미용 성형이라는 영역에서는 더더욱 그렇다. 미용 성형도 하나의 치료이며, '작은 가슴', '낮은 코'가 질환은 아니나, 그 역시 '쇼핑'이 아닌 치료의 관점에서 접근해야 한다. 코를 돈을 주고 산다는 발상은 경계해야 한다. 쇼핑과 판촉 중심의 세계에서는 늘 '충동'과 '왜곡'이 난무한다. 반면 '진료'는 환자의 현실과 진실을 공유하는 데서 시작한다. 그리고 환자와 의사의 충분한 대화를 거쳐 합의한 후에 성형이 이루어져야 한다. 이것이 과연 어느 정도까지 가능할까, 의문스럽기는 해도 유튜브 채널로 적어도 '팩트', '진실'을 전달하는 통로가 하나 만들어진 것 같다.

'판매'와 '치료'

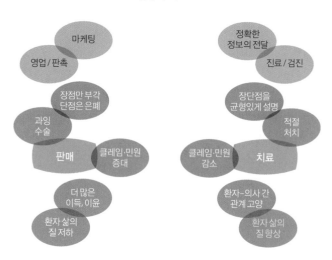

9

〈강남미인도〉를
아시나요?

우리 시대의 이상형이 '강남 미인'?

〈강남미인도〉는 만화가 마인드C가 조선 후기 화가 신윤복의 작품을 패러디한 것으로, 풍자적 이름으로 2013년도부터 유명해졌다. 양쪽으로 크게 찢어진 눈과 높은 코, 빵빵한 볼과 이마까지, 당시 강남 성형외과들에서 유행시킨 이른바 '성형 미녀' 얼굴을 풍자했다. 명품 가방과 선글라스 등도 잊지 않았다. 사람들은 "진짜 강남에서 흔히 보는 얼굴이다"라며 공감했다. 이런 풍자 그림들은 이후 여러 버전으로 확대, 재생산되었다.

〈강남미인도〉는 신윤복의 〈미인도〉가 구현하려 했던 시대적 미인의 전형을 그렸다고 보긴 어렵다. 오히려 개인의 개성이 없어지고 획일화된 성형 세태를 비판했다고 볼 수 있다. 어떤 사람은 '여성 혐오'가 내재해 있다고 부정적으로 말하기

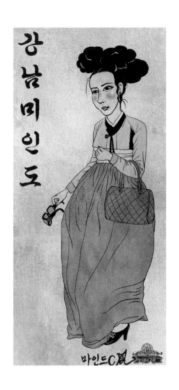

도 하나, '획일적 성형에 대한 거부감'으로 해석하는 사람들이 더 많아 보인다.

　"강남에 가면 여성들이 똑같이 생겼다"라는 말은 당연히 세태를 꼬집는 것이다. 유명 케이블 TV 프로그램에 출연한 한 여성은 고등학교 때부터 시작해 성형을 무려 28회를 했다고 밝힌 바 있다. 이러한 성형-환골탈태와 관련한 비슷한 방송 콘텐츠들은 2010년대에 들어 각종 메이크오버 쇼를 비롯한 예능 쪽에서 특히 넘쳐났다. 성형을 그만큼 흔하게 한다는 뜻이기도 하지만, 성형에 대한 인식이 예전의 보수적 관점에서 벗어나 개방적으로 변했고 성형 사실을 그다지 숨기려 하지 않으며, 오히려 성형을 안 한 사람들을 '천연기념물'이라고 부른다는 식의 '담론'들이 미디어를 지배했다.

나는 이러한 상황들을 긍정적으로 받아들이기가 쉽지 않다. 그 이유는 다음과 같다.

첫째, 성형은 인체에 칼을 대는 의술이지, 마법이 아니다. 돈을 내고 물건을 쇼핑하는 식으로 끝나는 게 아니라, 모든 수술은 여러 가지 부작용을 동반하기 마련이다. 약물 부작용과 마취 부작용 등도 포함한다. 더 나아가 의료사고도 발생하며, 그런 사고에는 사망이나 뇌사 사고도 포함된다. 그런 수술을 수십 번이나 반복한다는 것은 할 때마다 문제가 생길 경우의 수가 그만큼 증가한다는 뜻이다.

성형수술은 신중히 고려해서 꼭 필요하다고 판단되는 선에서 이루어져야 한다. 돈도 돈이지만 부작용이 발생할 수 있다는 것을 포함해 여타의 문제점들을 자신이 오롯이 감당해야 한다는 것을 알고 받아야 한다.

둘째, 성형의 부작용들은 대부분 장기적이고 비가역적이다. 성형은 대부분 돌아갈 수 있는 다리bridge가 없다고 봐야 한다. 즉 얼굴에 일단 칼을 대고 나면 결과가 마음에 들든 그렇지 않든, 다시는 그전으로 되돌아가기 어렵다는 것이다. 그걸 잊으면 안 된다.

'가역적인' 성형들도 있지만 매우 제한적이다. 예컨대 매몰식 쌍꺼풀 수술은 칼로 잘라내는 데가 전혀 없으니 사실상 원상복구가 가능하다고 볼 수 있다. 또 6개월이면 원상복구 되는 보툴리눔톡신 주사, 체내에서 완전히 가수분해되는 히알루론산 필러 시술도 가역적이다. 그러나 나머지 수술 대부분은 정도의 차이가 있을지언정 비가역적이다. 가슴 수술의 경우는 실리콘 보형물을 빼내면 수술 전 가슴으로 거의 되돌아간다고 볼 수 있다. 그래도 보형물을 넣기 위해 절개했던 자리의 흉터는 남아 있다. 또 피막을 그대로 남겨둔다면 그로 인해 보형물이 들어 있던 포켓은 완전히 유착되지 않고 공간이 일부 남아 해부학적 사강dead space을 만들 가능성도 있다.

안면윤곽 수술, 즉 뼈 수술을 하면 원상복구란 아예 생각할 수 없다. 예컨대 돌출입 수술을 순전히 미용적 목적으로 한 경우 4번째 치아를 위아래 양옆으로 모두 4개를 뽑아야 한다. 그 치아가 없어진 공간만큼 입을 뒤쪽으로 밀어 넣는 수술이다. 그런데 돌출입 수술을 하고 나면 얼굴이 나이

169

들어 보이고 팔자주름이 깊어 보여, 합죽이처럼 느낄 수 있다. 뒤늦게 되돌리고 싶다고 해봤자, 결코 물릴 수가 없다. 이런 점들을 충분히 고려하여 성형 전에는 반드시 가역성 여부를 생각하고 결정해야 한다.

셋째, 〈강남미인도〉는 성형 결과의 '획일성'을 꼬집고 있다. 모두가 다 얼굴이 비슷해진다는 것이다. 물론 아무리 성형을 같은 아이템을 했다 하더라도 사람 얼굴들이 똑같아질 수는 없다. 성형으로 바꿀 수 있는 것은 매우 제한돼 있기 때문이다. 우리가 사람을 알아보는 중요한 포인트, 핵심적인 특성들은 성형수술로 잘 변하지 않는 것들이다. 강남에서 성형수술을 많이 받은 세대가 20~30대의 젊은 여성들이고, 이 시기 여성들이 하는 화장과 헤어스타일 등이 트렌드상 비슷하니 모르는 사람들이 보면 '다 똑같다'라고 느끼는 것일 뿐이다. 사실은 이런 부분이 〈강남미인도〉의 실체이다.

비교해본다면 미국 같은 경우는 흑인, 백인, 아시아계, 혼혈, 중남미계 등이 함께 살아가고 그들 사이의 문화도 머리끝과 발바닥만큼이나 다르다. 옷차림이나 머리 스타일 등도 사뭇 다르고 개성적이며 미에 대한 관점도 천양지차이다. 그러니 미국에선 〈강남미인도〉가 나올 수가 없다. 하지만 한국은 키나 체구 등에 미국만큼 서로 간 큰 차이가 없고 비슷비슷하다는 점, 쉽게 같은 유행 패턴을 따라간다는 점 역시도 간과할 수 없다.

내가 경종을 울리고 싶은 것은 많은 여성이 성형 후 자기만의 개성을 상실할 가능성을 과연 알고 수술을 받느냐는 점이다. 모든 사람의 얼굴은 어딘가 모르게 자기만의 완결성을 갖고 있다. 성형이 그 개성적 완결성마저 파괴해선 안 된다. 그 사람의 인상을 해친다고 느껴지는 부분에만 최소한으로 손을 대야 한다. 후회해도 되돌리지 못하는 경우가 많다는 것을 기억해야 한다. 나의 개성은 나만이 가진 절묘한 완결성에 있다. 코가 낮은데 그게 어딘지 모르게 매력적으로 보일 수도 있다는 것이다. 쌍꺼풀이 없는 것이 매력으로 보이기도 한다.

그런데도 쌍꺼풀을 만들고 코를 높여버리면 매력을 스스로 없애는 결과가 된다는 것을 충분히 고민하고 결정해야 한다. 즉 얻는 것과 잃는 것이 있게 마련인데, 얻는 것이 잃는 것보다 확실히 클 때만 수술을 꾀해야 한다.

성형의 미니멀리즘

미용 성형에서 암시하는 아름다움에 대한 상식들은 아름다움에 대한 관념을 많이 왜곡시킨다. 예컨대 "큰 눈일수록 아름답다"라는 말에는 여러 가지 왜곡의 소지가 있다. 큰 눈이 아닌데도 개성적이고 매력적인 눈을 가진 여배우들이 많다. 그 눈이 얼마나 생동감이 있고 표정을 드러내며 마음을 전달하느냐가 사람들의 호감을 끄는 것이란 점을 기억하고 주목하여야 한다.

이른바 '눈매교정술'이라는 수술을 해서 안검하수를 교정한다고 눈 뜨는 근육에 심하게 손을 대면 눈이 열리는 정도는 증대될 수 있겠으나, 눈이 드러내는 표현 능력 등은 망가질 수 있다. 눈은 다이내믹한 조직이며 계속 움직이는 기관이다. 기쁨, 즐거움, 슬픔, 노여움, 공감, 사랑, 증오 등을 모두 다 표현하는 기능을 한다. 이런 표현 능력이 손상된 눈을 매력 있다고 받아들일 사람은 없다. 눈 성형을 가볍게 생각하는 사람이 많지만, 생각보다 위험성이 크다는 것을 기억해야 한다. 속눈썹의 들림이나 결막 손상 등 영구적인 부작용이 생길 가능성도 있으며, 자칫 자신만의 완결적 개성을 영영 잃어버릴 수 있다는 것을 알고 시도해야 한다.

'획일화'의 함정이란 모두가 똑같아진다는 뜻이라기보다는 획일적 성형을 통해 나만이 가진 개성, 나만의 '무기'를 잃을 수 있다는 점을 말하는 것이다.

성형에서는 미니멀리즘minimalism이 중요하다. 내가 늘 환자들에게 강조하는 부분이기도 하다. 꼭 필요한 만큼만, 최소한으로 손을 대야 한다는 것이다. 과유불급이란 말이 틀리지 않는다. 약간은 부족한 듯하게 할수록 부작용과 개성의 상실을 피할 수 있다. 절대 과잉이 좋을 수 없다.

10

성형,
시소의 법칙이란?

큰 눈, 높은 코, 작은 얼굴만이 정답일까?

한때 '이미지 성형'이라는 말이 나돌았다. 정확한 개념에 관해 누군가 연구한 바는 없다. 이미지 성형이란 '예쁘고 튀는' 외모에 방점이 있는 것이 아니고 좋은 인상이란 점에 핵심을 두는 것이다.

'획일적 강남 미인 성형'에 호감을 느끼지 못하는 사람들은 이미지를 좀 더 긍정적으로 고치고 싶은데 성형이 도움이 되겠는가 하는 질문을 제기했다. 그에 발맞춰 이미지 성형이란 말이 항간에 많이 떠돌았다. 이 경우는 외모의 개선이 미美에 있다기보다는 '좋은 인상'에 있다. 아름다움과 좋은 인상, 과연 이 둘은 어떻게 다를까? 그리고 아름다움을 위한 성형과 좋은 인상을 위한 성형은 어떤 차이가 있을까?

이미지는 앞서 말한 대로 자신만의 개성이기도 하다. 그런데 '개성'이라는 것이 늘 좋기만 할까? 어떤 사람은 굉장히 도전적이고 공격적으로 보인다는 말을 반복적으로 듣다가 성형외과를 찾기도 한다. 좋지 않은 인상이 사회생활에 마이너스를 초래한다는 것이다.

『첫인상 5초의 법칙』(한경, 위즈덤 하우스, 2004.)이라는 책이 있다. 사람은 낯선 사람을 보고 5초 만에 그 사람의 인상을 판정하고 그것이 사실상 사람의 성공과 운명을 결정한다는 것이다. 좀 과장된 면이 있기는 하지만 사람은 타인을 평가할 때 첫인상에서 받은 이미지로부터 쉽사리 벗어나지 못하는 면이 있다. '인상', 즉 이미지는 "저 사람은 좀 깍쟁이 같아." "저 사람은 좀 덤벙댈 것 같아. 중요한 일을 못 맡기겠어." "저 사람은 왠지 건방져 보여. 같이 사업하기엔 좀 그래." 이런 것들이다. 우리 눈이 누군가를 보고서 곧바로 판정하려 드는 데서 시작되는 편견들임이 분명하다. 이런 판정에는 분명 선입관과 편견이 자리하고 있지만, 그걸 알면서도 사람들은 그런 습성에서 쉽게 벗어나지 못한다.

사람들은 낯선 상대의 공격성을 두려워한다. 일단은 경계부터 하는 것이다. 이것은 인류의 조상이 몇 만 년을 살아오면서 진화상 획득한 속성이라 할 수 있다. 아무런 경계심 없이 낯선 상대에게 접근을 허용하면 위험하다는 경험과 지식이 우리의 무의식 깊은 곳에서 작동하는 것이다.

처음 보는 낯선 상대방이 내게 위협적인가를 판단하는 것이 무엇보다 우선한다. 내가 공격당하거나 위협을 당하지 않는 것이 가장 중요하니, 첫인상에서 그것부터 판단하는 것이 인간의 본능이다.

'공격적인 인상'이란 어떤 것일까? 잘 웃지 않는 것, 거친 표정, 말투, 몸가짐 등도 있겠지만 보통 제일 먼저 살피는 것은 눈빛이다. "슬슬 눈치를 본다"라는 말도 있지 않은가? 눈을 보면 그 사람이 어떤 기색을 드러내는지를 대략 판정할 수 있다. 눈 사이가 가까우면 공격적으로 보이며, 눈 사이가 멀면 반대로 나이브(순진무구)해 보이는 경향이 있다. 따라서 눈 성형에서는 좀 더 선량하게 보이고자 하는 사람에게 눈 사이를 가깝게 만드는 수술(내안각 성형술, 앞트임)을 권하지는 못한다. 오히려 외안각 성형술(뒤트임) 같은 것은 때에 따라 권할 수도 있을 것이다.

남자들 가운데 '도전적'으로 보인다며 눈매를 교정해달라고 오는 분들이 있다. 삼백안 같은 경우가 특히 그렇다. 검은 동자를 기준으로 양옆과 아래 세 군데에 흰자위가 드러나 있는 경우를 '삼백안'이라고 한다. 이를 교정하기 위해 미용 성형에서는 '눈매교정술'을 권한다. '눈매'라는 말이 너무 포괄적이라서 눈매교정술이란 말이 오해의 소지가 있지만, 일반적으론 눈이 더 크게 뜰 수 있게 도와주는 수술이라고 한다. 눈 뜨는 근육, 즉 상안검거근의 널힘줄aponeurosis을 접거나 plication 단축해서 눈꺼풀을 조작하는 것이다.

그렇다면 삼백안인 데다 도전적인 인상의 눈매라 했을 때 위와 같은 수술을 하면 얼마나 더 좋은 인상을 주게 될까? 이에 관한 연구 결과가 나와 있진 않으나 그런 방식의 수술을 권하고 싶지는 않다. 그 이유는 양옆과 아래의 흰자위가 드러나 있는 사람이 눈매교정 수술을 했을 때 자칫 위쪽 흰자위까지 드러날 수 있어서다. '사백안', 즉 토안(토끼 눈)이 된다. 이렇게 되면 더 좋은 인상을 주기는커녕 사람들에게 거부감마저 줄 수 있다.

모든 일은 '극단'의 결정을 경계해야 한다고들 하는데 성형에서도 마찬가지다. 무조건 큰 눈이 순해 보이고 좋은 인상을 줄 것이라는 고정관념은 옳지 못하다. 수술해서 억지로 크게 떠지도록 만든 눈은 어색하고 불편하다. '아름다움'에 정답이 없는 것처럼, '이미지', '좋은 인상'에도 정답이 있을 수 없다. 어떤 경우에도 성형은 '답정너'가 되어선 안 된다. 무조건 큰 눈, 높은 코, 작은 얼굴만이 정답이라는 관념은 매우 위험하다.

'아름다움'과 '좋은 인상'은 어떻게 다를까?

∞∞∞∞∞∞∞∞∞

'호감을 주는 눈'이란 구체적으로 어떤 눈일까? 이 질문에 대한 답을 섣부르게 일반화시켜서 제시하는 것 자체가 어불성설이다. '어떠어떠한' 눈이 모든 경우에 긍정적인 인상을 준다는 것은 있을 수 없기 때문이다.

어떤 사람은 쌍꺼풀을 하는 것이 서글서글해 보이고 이미지도 좋아지지만, 어떤 사람은 느끼하다는 인상을 주거나 전체적으로 강해 보일 수 있다. 쌍꺼풀의 진정한 효과는 '오픈된 인상'을 강조하는 것이다. 동양적인 눈은 눈꺼풀 피부 양excess skin이 서양적인 눈보다 많은 편인데, 동북아시아의 변화무쌍한 기후 속에서 눈을 보호하기 위한 것으로 추정된다. 안구를 보호하는 안검 피부의 양이 많고 두터우면 눈이 통통해 보이고 안검 피부에 숨겨져 보인다. 이렇듯 눈이 숨겨져 보이면 좋은 인상을 주기 어렵다.

쌍꺼풀 수술은 눈꺼풀이 통통하지 않고 얇아 보이게끔 조작할 수 있다. 그럼으로써 밝고 개방적 느낌을 주는 것이 이 수술의 첫 번째 효과이다. 한국인들이 쌍꺼풀 수술을 그토록 많이 하게 된 요인도 여기에 있다.

그러나 원래의 눈꺼풀 두께가 두껍지 않고 눈이 많이 가려져 있지도 않은데 쌍꺼풀을 하면 오히려 '사나운' 인상을 준다. '부리부리해 보인다', '너무 강해 보인다'는 말을 듣는가 하면, '하기 전이 더 낫다'는 소리가 나오기도 한다. 사례별로 다를 수밖에 없다.

'아름다움'은 '좋은 인상'과 어떻게 다른가? 공통점이 있다면 무엇인가? 다소 진부해 보이지만 답을 고민해볼 만하다. 성형하려는 사람들이 진정으로 원하는 것은 무엇인지, 수술의 목표가 무엇인지 그려져야 수술의 결과도 좋고 지속적인 만족을 얻을 수 있어서다. 성형의 결과에 만족하지 못하는 사람들이 많은 이유 중 하나는 막연하게 '예뻐지고 싶어서' 성형을 했을 때 도달하려는 지점과 지향이 애초부터 모호했기 때문이다.

수술을 앞두고 성형수술로 자신이 바뀌기 원하는 지점이 무엇인지 뚜렷하게 표현하지 못하는 사람들이 많다. 이는 성형을 계획하게 된 동기와 목적 자체가 막연하였다는 뜻이다. 뚜렷하고 확고한 목적이 있을 때 그 결과에 대해서도 후회가 없기 마련이다. 판타지 속에서 막연한 욕구를 갖고 돈을 마련해 성형을 '밀어붙인' 여성이라면 결과에 대해 의문스럽고 불만족하기 쉽다. 그리고 과당경쟁 속에 환자를 유치하려는 수많은 미용 성형 병·의원들은 바로 이런 '막연한 판타지'를 부추기고 수술을 강권하는 게 현실이다.

자신이 원하는 건 순수한 아름다움을 추구하는 것일까? 아니면 호감을 주는 좋은 인상을 얻는 것일까?

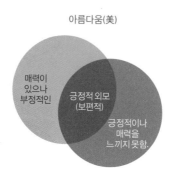

'좋은 인상'과 '아름다움'은 완전히 같다고 할 수 없으나 꽤 큰 교집합을 갖고 있다. 그렇다면 교집합에 해당하지 않는 경우도 당연히 언급해야 할 것이다. 여성적인 혹은 남성적인 매력이 넘치되, 인상에 대해 다수가 긍정적으로 평가하지 못하는 예라 하겠다. 이런 경우는 그 여성에게 호기심을 느끼고 접근하려는 이성은 많을 수 있으나 쉽사리 사랑에 빠지지는 못할 것이다. 넓은 의미에서 호감을 느끼지 못하는 상대방이 외모가 빼어나다 해도 계속해서 애정을 느낄 수 있을까? 그러긴 매우 어렵다.

반대로, 인상이 매우 좋다고 느끼는 상대방에게서 매력을 느끼지 못하는 경우도 있을 수 있다. 이런 여성이라면 사회생활을 하는 데는 좋겠지만, 이성 관계에서는 큰 인기를 끌기 어렵다.

사람들 대부분은 긍정적 인상을 주면서도 매력을 어필할 수 있길 바랄 것이다. 그러나 긍정적 인상이라는 것과 '매력'은 동의어가 아니다. '이미지 성형', '좋은 인상을 위한 성형'을 원한다면 이런 부분을 고려해야 한다. 매력적인 외모를 만든다는 것이 좋은 인상으로 귀착되는 경우가 매우 많지만, 꼭 그렇지 않을 수도 있다. 어떤 사람은 자신이 이미 좋은 인상을 지니고 있는데, 성적 매력을 갖고 싶은 나머지, 원래 지니고 있던 '자산'에 뜻하지 않게 부정적 영향negative effect을 불러오기도 한다.

눈꼬리를 내리는 수술이 있다. 여러 가지 이름으로 불릴 수 있지만 일단 '외안각 성형술'이라고 해보자. 외안각이란 바깥쪽 눈구석을 말한다. 바깥 눈구석이 위로 찢어지듯 올라가 있는 것은 동북아시아인들 눈매의 특성 중 하나이다. 전형적으로 몽골인의 눈매를 생각하면 되겠다.

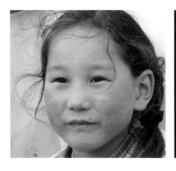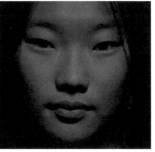

Lew Ashby, Adventure prime, March 30, 2019. https://adventureprime.com/
mongolian-girls

　사실 서양인들의 관점이긴 하나, 몽골인들은 대부분 날
카롭고 바깥으로 치켜 올라간 눈매를 갖고 있다고들 한다.
(이런 부정적 인상은 칭기즈칸의 유럽 침공 시 온 유럽이 공포에 떨었
던 역사에 결부돼 있긴 하지만) 이러한 눈은 포악하거나 사납다
는 인상을 준다는 이유로 선호되지 않는 경향이 있다. 따라
서 바깥 눈구석을 낮추는 수술이 개발되어 있다. '뒤트임'이
라고 부르는 수술의 여러 술식 가운데 하나다. 방법은 윗눈꺼
풀과 아랫눈꺼풀이 합쳐지는 부분에서 아래쪽 눈꺼풀 끝의
닿는 점을 떼어내 아래로 당겨 고정하는 것이다. 이러한 수술
의 결과로 눈매가 유순하며 선량해 보일 수 있다. 그러나 이
수술은 결막과 피부 사이 연결부의 긴장도를 과도하게 높이
고 결막 표면에서 눈물의 정상적 순환을 방해하기도 한다.

나는 이러한 수술을 많이 추천하지 않는다. 결막의 손상 등 장기적 부작용의 문제가 우려되어서다. 게다가 눈꼬리가 위를 향하고 있으면 사나워 보인다고는 하나, 나이가 들수록 오히려 나이가 덜 들어 보인다는 소리를 듣게 만드는 '좋은 효과'도 있다. 누구나 나이가 들면서 노화의 효과로 눈꼬리가 처져 내려가기 때문이다. 성형에 있어서 어떤 결정적인 해부학적 구조를 바꾸려 한다면 이런 문제점이 있음을 명심해야 한다. 한 가지를 취하려 한다면 다른 한 가지를 잃을 수밖에 없다.

미용 성형 '시소의 법칙'

매력은 사람마다 모두 다른 것이다. 그것을 소멸시킬 수도 있는 일은 쉽게 결정해서는 안 된다. 무엇보다 수술에 앞서 내가 원하는 것이 '좋은 인상'인지, 혹은 여성적 아름다움인지, 성적 매력인지 생각이 확실해야만 한다. 모든 것을 얻을 수 있었다면 그것은 매우 좋은 결과를 의미하며, 당연히 만족도도 높을 것이다. 그런데 약간의 아름다움을 더하기 위해 심각할 정도로 자신만의 개성, 긍정적 인상을 망가뜨리게

됐다면, 그것은 과연 할 가치가 있는 수술이었을까? 어떤 경우에도 통하는 똑같은 정답이란 있을 수 없다. 수술을 희망하는 사람에게 개선의 폭은 크고 부작용은 적을수록 그 수술은 정당성을 얻는다. 수술을 결정하는 데 있어 한 가지의 황금 표준Golden standard만큼은 분명히 해야 한다.

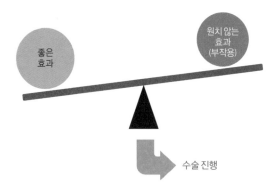

위 그림과 같이 미용 성형은 그 수술로 얻을 수 있는 '좋은 효과'가 '원치 않는 효과'를 웃돌 것으로 예측되는 경우에만 시행해야 한다. 만약 시소가 반대로 기울어져 있다면 수술을 해서는 안 된다.

만약 긍정적, 부정적 효과가 비슷한 몫으로 예측된다면 어떨까? 그때에도 역시 수술을 진행해서는 안 된다. 오로지 얻는 것이 잃는 것보다 많을 때만 수술을 해야 한다.

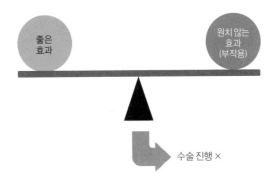

수술 진행 ×

나는 이를 미용 성형 '시소의 법칙'이라고 이름 지었다. 그런데 이렇게 평범한 상식이 현실에서는 너무나 쉽게 잊히고 무시된다. 이는 미용 목적의 병·의원들이 성형수술로 돈을 버는 이해 당사자들이면서 동시에 정보 전달자들이기 때문이다. 수술이란 병원의 이윤과 상관없이, 할 수 있는 한 최대치로 그 환자에게 순이득이 되느냐는 여부에만 근거해 결정해야 한다.

미용 성형수술에 있어 '좋은 인상'이 '아름다움'과 동의어는 아니지만, 매우 밀접한 개념임은 분명하다. 아울러 수술은 그 목적을 분명히 하는 것이 중요하며, 얻는 것과 잃는 것을 냉정하게 따져보고 저울질하여 결정해야 한다는 것은 아무리 강조해도 지나치지 않다.

11

성형과
페미니즘

한국에서의 페미니즘

'페미니즘이란 무엇인가?'라는 질문을 많이들 한다. 마치 그 질문에 자명하고 간단한 답이 있는 줄로 아는 모양 같다. 그러나 그건 착각이다. 강남순 작가의 『페미니즘 앞에 선 그대에게』의 일부를 인용해보면 이렇다.

이러한 맥락에서 보면 '페미니즘'이란 말은 어떤 정황에서 누가 쓰느냐에 따라 서로 다른 의미로 받아들일 수 있으며 상식으로 단박에 이해할 수 있는 것이 아니다. 예를 들어 포스트모더니즘이나 포스트콜로니얼리즘과 같이, 이즘ism이 붙여진 이론이나 운동에 대해 사람들 대부분은 상식적으로 알 수 있다고 생각하지 않는다. (중략) 그런데 다른 '이즘'과 달리, 유독 페미니즘만은 복합적이고 다층적인 분석과 학습을 통한 이해의 과정을 거치지 않고도 누구나 '상식적으로' 알 수 있는 분야라고 생각하는 이들이 많다. 상식적으로 알 수 있다고 생각하는 바로 그 지점에서 페미니즘에 대한 오해와 오독이 시작된다.[*]

페미니즘은 그 의미가 굉장히 다양하고, 수많은 사람이 이야기했던 생각과 주장의 총합을 말한다. "그는 페미니스트이다"라는 말 역시 막막하고 막연한 것이다.

한국에서 페미니즘은 마치 미투me too 폭로 운동이 전부인 것처럼 인지되는 경향이 있다. 그러나 그렇게 좁은 의미가 아니다. 페미니즘은 우리 사회의 법, 경제, 문화, 그리고 제반 사회구조를 모두 망라해 그중 젠더상의 모순을 분석하는 매우 포괄적인 주제라 하겠다.

내 생각에는 수많은 페미니즘 담론들이 현실 비판과 현실 모순의 분석에 천착한 나머지 우리 시대의 빠른 변화에 대해서는 무시하거나 쉬이 반영하지 못하는 듯하다. 사실 너무나 빠르게 세상이 변하고 있다. 우리가 접하고 소통하고 입고 쓰고 소비하고 교류하는 방식과 틀 자체가 하나의 파도처럼 닥쳐와서 그에 적응하기가 무섭게 다른 파도가 또 덮쳐

---

[*] 강남순, 『페미니즘 앞에 선 그대에게:21세기 페미니즘에 대한 7가지 질문』, 한길사, 2020, p.p.30~31.

오는 식이다. 그게 일상이 되었다. 앨빈 토플러의 『컬쳐 쇼크 Culture shock』에서 예견된 바와도 같다. 유발 하라리가 말했듯 지금 우리의 일상은 하루하루가 혁명이다. 사람들은 새로운 문화적 충격에 적응하지도 못한 채로 또다시 다음 문화적 충격을 받는다. 그것이 일상이 되다 보니 이제는 변화라는 것이 닥쳐와 우리 주변에 있는데도 다수의 대중이 만성적인 무감각증에 빠진 것 같다.

과거 여성들은 오랫동안 가부장적 문화에 '길들어'왔고 경제적으로 남성에게 의존해왔다. 항상 가장은 남성이었고 여성은 부속적 존재인 것이 당연하게 받아들여져 왔다. 자식에겐 아버지의 성을 주었고, 여성 역시 결혼하는 그 순간부터 자신의 출신과 성 혹은 이름을 잃어왔다.

지구상 어디에나 퍼져 있는 이러한 가부장적 문화가 이토록 강고하고 '보편적으로' 존속한 이유는 과연 무엇이었을까? 많은 페미니스트는 남성과 여성의 근원적 차이, 즉 여성의 임신과 출산이라는 특별한 기능에 기인하지 않는지 의심했다. 여성에게 가사와 육아를 일임하는 문화는 여성에게 자궁이 있고 임신과 출산이라는, 남성과 나눌 수 없는 배타적 기능이 있기 때문이다. 남편을 '바깥양반', 부인을 '안사람'이라고 부르는 문화도 여성이 출산과 임신을 하지 않았다면 존속하지 않았을 것이다.

여성이 육아와 가사노동을 전담하는 관습은 가부장적, 유교적 전통하에서 '이념적으로' 철저히 뒷받침되어왔다. 직장에서는 출산한 여성에게 대략 3~4개월의 유급휴가를 주지만 그 이상은 매우 어려워한다. 결국 직원을 선발하는 과정에서부터 혹은 직원의 승진, 승급 과정에서 여성을 배제하는 결과를 낳고 만다.

한국은 OECD 회원국 가운데 산업화, 근대화가 늦은 나라에 속했으며, 여성 인권과 경제적 권리 신장에 대한 개념의 파급 역시 늦은 편이었다. 유교적 전통을 지녔기에 더더욱 그러했다. 이러한 배경에서 태동한 한국의 페미니즘 운동은 여성이 남성보다 더 큰 피해를 입은 부분에 집중해 언급되고 주목받아 왔다. 성폭행 피해에 대한 폭로에 자주 초점이 맞춰지는 경향은, 여성은 피해받을 수밖에 없는 약자, 남성은 잠재적 가해자로 상정하고 전개되는 한계를 지니게 되었다.

그러한 전개 과정은 젠더 간의 충돌과 갈등으로 점철될 가능성을 지니게 되었고, 2016년 강남역 여대생 살인 사건에서 극도로 폭발했다.

〈한국일보〉 2016년 5월 19일 자 "페미사이드 쇼크, 극단 치닫는 여 혐오… 무섭지만 굴하지 않겠다"라는 머리기사에서는 강남역 살인 사건을 '여성 혐오, 페미사이드femicide'로 규정지었다. 2030 청년 세대 간 젠더 문제 폭발을 반영하는 기사였다. 사실은 피해망상증에 시달리는 조현병 환자가 저지른 '묻지 마' 범죄인데, 이를 '사회적 젠더 혐오'로 본 게 아니냐는 반론이 나왔다.

여성들은 강남역 주변에 포스트잇을 붙이고 여혐 범죄에 대한 분노를 표출했다. 일부 청년 여성들은 '메갈리아', '워마드' 등의 커뮤니티를 만들고 "남성들로부터 당한 여혐을 그대로 되돌려주자"라는 캐치프레이즈를 내걸었다. 이른바 '미러링' 현상이 폭발한 것이다. 그러자 남초 커뮤니티인 일베, 디시인사이드 등을 중심으로 일부 젊은 남성들이 추모를 조롱하는 내용을 담은 화환을 강남역에 비치해 젠더 대결적 국면은 점점 더 심화했다.

특히 젊은 연령층 남녀 간에 나타난 젠더 대립적 상황은 2017년 이후로도 꾸준히 이어졌다. 대표적인 '충돌' 사건이 이수역 주점 폭행 사건이었다. 2018년 1월 13일 새벽, 한 주점 내에서 남녀 여러 명 사이에 싸움이 일어났는데, 여성 2명이 남성 혐오적 욕설을 하면서 시비가 붙었다. 이 시비의 근원을 제공한 여성들이 SNS상에서 본인들이 일방적 폭행을 당한 것처럼 묘사해 여성들의 공분을 불러일으켰는데, 추후 이들의 주장을 반박하는 목격자들의 동영상이 공개되었다. 이로 인해 일방적 '여성 혐오'가 여성들은 일상적 피해자, 남성은 일방적 가해자로 만든다는 식의 주장이 힘을 잃게 될 수밖에 없었다. 특히 청년층에 있어 한국 사회에서의 '젠더 혐오'는 쌍방향으로 존재한다는 것이 증명된 사건이었다.

이처럼 한국에서의 페미니즘 관련 이슈들은 여성 인권을 정상화하겠다는 원래 의도에서 벗어나, 남성의 악마화와 여성의 피해자상을 부각하고, 남성의 권리 제한이라는 결론으로 치닫는 경향이 있었다. 이는 페미니즘을 언급하는 것만으로도 마치 젠더 갈등을 촉발하는 것처럼 인식되는 경향을 가져왔다.

자신만을 위한 소비를 영위하는 1인 가구 비혼 여성들

페미니즘에 관해 사족을 길게 늘어놓는 이유는, 그전엔 생각지도 못한 급격한 사회 구조적 변화로 기저 문화의 몸체가 바뀌고 있음을 이야기하고, 그것이 결과적으로 여성의 미용적 욕망과 관념에 어떤 영향을 끼쳤는지 조명하고 싶어서이다.

여성의 인권 문제를 먼저 가부장적 문화라는 뿌리에서 살펴보자. 가부장적 문화는 아주 어릴 때부터 모두가 배우며 습득한다. "너는 여자아이가 왜 청소도 안 하니?" "여자면서 이런 요리도 못 해?" 예를 들면 이런 것들이다. 그러니 "여자는 가사노동과 육아를 책임져야 마땅하다"라는 그릇된 상식이 은연중 공유되고 이런 인식은 평생토록 쉽게 바뀌지 않는다.

여성운동가들은 육아와 가사노동이 오로지 여성에게 전가되는 문화를 변화시키기 위해 애써왔다. 가사노동에 매몰되면 사회적 경력 단절이 일어나고 아무리 많은 교육을 받았다 하더라도 여성으로서는 경제력을 손에 넣기 힘들어진다. 경제력이 없으면 남성에게 또다시 종속되는 결과를 낳는다. '가사, 육아 일임 → 경력 단절 → 경제적 종속'이라는 순환 구조가 어머니에서 그 딸로, 또 그 딸로 끝도 없이 반복되는 것이 대부분 사회에서 일어나는 일이다. 여성가족부 등이 쿼터제, 남편의 육아휴직제를 도입해서 여성의 경력 단절을 막기 위해 노력하나 여전히 쉽지 않다. 문화란 법, 제도를 고친다 해서 곧바로 바뀌는 게 아니기 때문이다.

그러나 변화는 일어나고 있다. 그것도 우리가 생각하고 준비할 틈 없이 어느새 우리 주변에 와 있다. 그 예로 2가지의 통계를 인용하려 한다. 첫째는 출산율이다.

한국 통계청이 발표한 가임여성 1명당 합계 출산율은 2019년 0.918명에서 2020년에는 0.837명으로 가파르게 떨어졌다. 출산율이 2.1 정도가 됐을 때 인구가 유지된다고 하는데, 한국은 2012년에 1.3으로 발표된 이래 그야말로 급전직하하고 있다. 2015년에 1.24였다가 매해 가파르게 떨어지고 있고 그 속도가 놀랍다. 신생아 숫자는 2012년 48만 5천 명을 기록한 이후 역시 가파르게 떨어져, 2019년에 30만 3천 명을 기록했다. 미국의 출산율이 1.78명, 인도가 2.24명, 프랑스가 1.85명이라고 하는데, 한국은 이대로 가면 전 세계에서 가장 빠르게 최저 출산율을 기록한 나라가 될 것이다.

이러한 출산율 저하와 신생아 수 감소는 인구의 급격한 노령화를 앞당기고 있다. 지금의 노년 세대는 아이를 많이 낳았으나 현재의 20~30대 젊은 세대는 비혼율이 높은 데다 출산마저 꺼리고 있다. 이로 인해 국민연금 고갈과 경제활동 인구 대 부양인구의 비율이 너무 높아져 사회가 아예 유지가 될 수 없는 상태가 될까 봐 모두가 우려한다.

또 다른 통계는 역시 통계청이 발표한 1인 가구의 비율이다. 한국은 대가족 체제 속에서 살았다. 대가족은 가부장적 전통의 요람이라 해도 과언이 아니었다. 그런데 도시화로 인해 대가족 체제는 급격히 해체되었고 아파트 등 공동 주택을 중심으로 핵가족화되었다. 21세기 들어서는 핵가족화라는 말도 잘 쓰이질 않는다. 1인 가구화라는 말이 훨씬 많이 나온다. 즉 젊은 부부 혹은 젊은 부부와 1~2명의 자녀로 구성된 가구 자체가 빠르게 줄고, 인구 구성상 비혼 남녀가 무섭게 많아지고 있다. 2016년 1인 가구의 비율은 27.9%였다. 2019년 엔 30%를 넘어섰고 2020년 통계상 1인 가구 비율은 31.7%를 기록한다. 한 번도 줄어들지 않고 계속 늘어가고 있다.

이 두 가지 현상 즉, 출산율 감소와 1인 가구 수의 증가는 우리 사회의 미래도 뒤흔들 것이 분명하나 현재의 삶도 빠르게 바꿔 놓고 있다. 출산율 저하라는 사회현상이 역설적으로, 한국의 젊은 여성들이 가사와 육아 문제에서 벗어나는 결과를 가져왔다. 이것은 윤리적으로 옳다, 그르다 할 문제가 아니고 우리 곁의 명징한 현실일 뿐이다. 여성은 육아와 가사노동을 전담하는 역할에서 차츰 멀어지고 있다. 어떤 캠페인 때문도, 정책 때문도, 홍보 때문도 아니었다. 바로 출산율 저하와 비혼 남녀의 증가라는 현상 때문이었다.

젊은 여성들은 자신의 삶이 그 윗세대, 즉 어머니 세대 여성들과 비교할 때 엄청나게 빠르게 변화하고 있음을 인지하고 있을지 모르겠다. '시장에 가서 장을 봐온다'라는 말도 차츰 사라질 것이다. 1인 가구를 구성하는 여성은 온라인상에서 클릭을 통해 쇼핑하고 있을 테니까 말이다. 이들은 경력 단절을 두려워한다. 따라서 직장생활을 계속하면서 1인 경제생활을 이어간다. '주부'라는 말을 1인 가구의 여성에게 붙이긴 어렵다. 그저 '사람'일 뿐이다. 결혼하고 출산을 하는 순간부터 여성에겐 '주부'라는 명칭이 붙는다. 그의 커리어와 업무 능력, 교육의 수준 등 그 '사람'을 지칭하는 모든 것이 '주부'라는 단어 하나로 가려지고 흐려지기 시작하는 것이 우리 사회의 모습이었다. 하지만 '주부'가 아닌 여성들이 빠르게 늘어가면서, 비로소 이들이 한 사람, 한 사람으로서 남성과 구분되지 않고 존립하기 시작했다. 바로 페미니즘이 부르짖던 그 지향처럼 말이다.

비혼 남녀는 (대체로) 양육을 하지 않고 1인 경제생활을 영위한다. 예를 하나 들자면, 노령화 그리고 1인 가구의 급증과 함께 국내에서 반려동물의 숫자가 급격히 치솟았다. KB경영연구소에서 출간한 〈2021 한국 반려동물 보고서-반려가구 현황과 노령견 양육실태〉를 보면 대한민국 전체 가구 수약 2천만 가구 중 반려동물 양육 가구는 총 604만이라고 한다. 전체 가구 중 30%가 반려동물과 함께하는 것이다. 반려견 양육자의 수가 1,161만 명, 반려묘 양육자는 370만 명으로 집계된다. 펫팸족(반려동물을 패밀리의 일원으로 보는 합성어) 수가 그 정도에 이르렀다.

반려동물 용품과 간식류 등 관련 시장 매출은 해마다 그 어떤 산업보다 빠르게 상승하고 있다. 속칭 '밀키트'라고 불리는 식품공학적 상품들이 봇물 터지듯 쏟아지고 관련 시장이 커진 현상 또한 여성, 1인 가구의 가사노동이 어떻게 줄고 있는지를 보여준다. 젊은 여성들이 양육과 가사노동에서 벗어나 반려동물을 키우고 밀키트를 온라인으로 주문하는 세태로 매우 빠르게 바뀐 것이다.

이러한 정보들을 접하면서 우리는 이 시대가 육아와 가사노동 전담으로부터 여성을 어떤 방식으로 떼어놓았는지를 통찰할 수 있다. 한마디로 사람들이 짝을 짓지 않고 더는 아이를 낳지 않으며, 전통적 의미의 가정을 꾸리지 않게 되면서 역설적으로 여성들은 육아와 가사노동 전담자의 지위에서 '해방'되기 시작했다.

이제 여성들은 예전처럼 출산으로 인한 경력 단절에 놓이지 않는다. 그저 1인 가구를 꾸려 반려동물을 키우며 나름의 경제생활을 감당해 나간다. 남성과 여성이 마찬가지 상황이 되었다. 어찌 보면 그토록 오래된 가부장적 문화의 굴레가 지금 풀려나가고 있는지도 모른다.

여성들이 가부장적 문화로부터 독립하고 가사, 육아 노

동에서 벗어난 상황에서, 여성들은 지금껏 사람들이 겪어왔던 바와는 사뭇 다른 소비생활을 보여주고 있다. 과거 여성의 소비에서 상당 부분은 '가정을 위한 소비'였다. 아이를 위한 육아용품과 가사용품이 대표적이었을 것이다. 소비하는 주체로서 여성은 1인 여성이 아닌 하나의 가구 그 자체였다. 여성은 대부분 주부였고, 주부의 소비는 곧 속한 가계의 소비를 의미했다.

지금 청년 여성들은 그런 소비를 하지 않는다. 자신의 지위가 '주부'가 아니므로 당연한 일이다. 여성들은 1인 가구주로서 그 자신을 위한 소비의 주체가 되어 있을 따름이다. 반려동물용품, 사료, 간식과 밀키트 등 간편 요리나 배달 신선식품이 활황인 이유는 이로써 설명될 수 있다. 혼자서 살아가는 한 명의 사람으로서 소비하는 것이므로 소비의 패턴이 과거와는 확연히 다르다.

밀키트와 신선배송식품 시장이 커진 데는 물론 코로나19 팬데믹의 영향이 컸지만 그 사태가 끝난다 하더라도 한국에서는 여전히 강세를 보일 것이 분명하다. 가계의 구성이 이처럼 바뀌고 있고 전통적 '가족' 개념이 해체되고 있기 때문이다. 그리고 의류, 공산품 등 기타의 모든 소비생활에 있어여성들은 이제 오로지 자신만을 위한 소비를 영위한다.

성형과 페미니즘

SNS로 소통하고 소비, 공급하며 영향력을 키우다

ꋚꋚꋚꋚꋚꋚ

　사람은 무리를 짓게 마련이다. 1인 가구로서 생활하는 남녀들도 당연히 전통적 의미의 '가족'이 아닌 다른 형태로서 무리를 지으려는 욕구를 갖는다. SNS, 즉 사회관계망 서비스가 이로 인해 더욱 크게 반향을 일으켰을 수도 있다. 대가족으로 모여 산다면 사회관계망 서비스에 들어가 모르는 사람들과 소통하는 게 그렇게 절실할까?

　SNS는 한국 사회에서 빠른 속도로 진행되는 가족의 해체와 출산율 저하, 1인 가구 증가의 와중에 성공적으로 안착했다. 시작 이후로 그 확산이 멈추질 않았다.

　SNS는 연예인이나 정치인의 생활이 아닌, 개인의 사적 생활을 공유하고 확산하는 도구다. 아울러 일방통행식 의견 전달이 아닌 쌍방, 다방 통행의 소통 수단이다. 이러한 SNS는 남녀, 기성세대, 젊은 층, 청소년 가릴 것 없이 매우 빠르게 퍼져나갔다. "SNS는 인생을 낭비하는 것일 뿐"이라고 언급한 알렉스 퍼거슨 감독 같은 사람도 있지만, 이것이 시대의 대세가 아니라고 말할 사람은 아무도 없다. 트위터, 페이스북, 인스타그램이 대표적이고 유튜브 개인 방송도 불과 몇 년 새에 기하급수적으로 늘었다. 기업들은 광고 수주를 위해 수백만 구독자를 가진 메가 유튜버들을 찾아다닌다. 즉 한 사람, 한 사람의 개인이 또 다른 개인들과 '이야기'로 관계를 맺어 나가는 SNS의 특성이 기존의 전통적인 방법과는 다른 방식의 '무리 지음', '그룹화'를 유도한다.

SNS를 매개로 하는 '무리 지음'은 인스타그램의 경우 팔로워 수, 유튜브는 구독자 수로 가시화된다. 물론 이러한 '무리 지음'은 관심사와 연령대, 성별 등에 따라 매우 다양하게 세분된다. 그것이 SNS가 TV 방송이나 기존의 매체와 뚜렷이 다른 점이다. 관심사에 따라 정밀하게 분화되어 무리 지어 있는 그룹, 기업 입장에서 이보다 더 매력적으로 느끼는 소비자 군락이 과연 있을까? 기업들은 파워 유튜버나 인플루언서, '인싸'들에게 광고를 협찬하기 시작한다. 한편, '인싸'들은 자신의 사업을 꾸리고 히트 상품을 스스로 만든다.

이러한 '무리 지음' 중에는 미美에 관심이 높은, 20~30대 젊은 여성들의 그룹 또한 당연히 존재한다. 그리고 그중 많은 수가 비혼이거나 1인 가구를 구성한다. 이들은 SNS라는 '무리 지음' 공간을 통해 그룹화(마케팅 용어로는 필터링)되어 있고 그 안에서 이루어지는 소통, 정보 교환이 여성들의 소비에 가장 큰 영향을 끼치고 있다.

여성들은 이제 남성의 눈치, 혹은 시대의 눈치를 보면서 쇼핑하지 않는다. 아이를 위해 자신을 희생하는 일도 드물다. (아이가 없기 때문이지만……) 대신, (특히 젊은) 여성들은 비슷한 나이, 비슷한 관심사의 다른 여성들과 그룹화하여 정보를 생산하고 전달하며, 공유하고, 또한 소비한다. 이것이 SNS와 1인 가구화가 진행되고 있는 현시대의 모습이다.

SNS 시대를 사는 여성들은 자신들만의 커뮤니티를 만들고 그 속에서 일상을 보낸다. 거기에서 소비하고 때로는 공급자가 되어 사업을 벌인다. 이는 여성들이 남성과 가부장적 문화에 전혀 종속되지 않는, 그전까지는 볼 수 없던 새로운 네트워크 속에서 살아감을 의미한다. 페미니스트들은 여성들이 가부장적 사회 속에서 경제적으로 남성에게 의존하는 구조적 모순의 굴레를 벗어던지고 어떻게든 주체적이고 평등하게 존재하길 염원했다. 물론 아직도 여전히 그러한 구조적 모순은 남아 있다. 그러나 SNS와 비혼 1인 가정들의 급격한 증가로서 촉발되고 있는 사회적 변화 속에 여성들은 적어도 온라인상에선 남성들로부터 개입을 받지 않는 가운데 (그들의 개입이 필요가 없다) 경제적 생활을 영위하게 되었다.

적어도 온라인상에서, 사회적 관계망 속에서 그 주체는 여성이며 이윤도 명성도 여성 스스로 얻어간다. 남성들의 도움은 필요 없으며, 그들의 평가 또한 의미가 없다. 남성을 위한 자리는 없다. 여기에서는 경제적으로, 문화적으로 가부장적 남성 중심 문화의 굴레는 존재하지 않는다. 바로 그런 여성의 커뮤니티 내에서, 영향력과 힘power의 서열화가 진행된다. 남성들만의 사회로 보통 얘기하는 곳은 군대다. 군대는 대표적인 남초男超 사회이다. 계급, 서열이 모든 것에 우선하고 조직은 경직된다. 자기 역할과 임무가 부여되고 철저한 상명하복으로 운영된다. 하지만 여성들의 사회는 군대처럼 경직되지 않는다. 상명하복과 계급적 서열화보다는 소통과 정보 공유가 우선한다. 여기에서는 다른 여성들로부터 주목받을 만한 무엇인가를 갖고 있느냐가 중요하다. 예컨대 신속히 많은 정보를 손에 넣고 유통하는 능력, 혹은 아름다운 외모도 '주목받을 만한 무언가'로서 가치를 지닌다.

여성들 커뮤니티에서 아름다움의 의미

인간은 지구상에 나타났을 때부터 무리를 지어서 살아왔다. 다만 그 무리 짓는 행태와 양상은 조금씩 달랐다. SNS와 모바일 인터넷의 시대에 사람들은 비대면으로 무리를 짓고 있다. 모바일 환경 속 가상의 공간에서 실시간으로 경험을 공유하고 소감과 정서를 공유하고 있는데, 이러한 움직임은 갈수록 더 확고해지고 널리 퍼지는 중이다.

가상의 공간에서 무리 짓기 시작하면서, 사람들은 더 빠르고 더 많은 정보를 그 속에서 퍼나르고 공유한다. 그 정보는 개인들의 성향에 따라 매우 한정적으로 유통되는 경향이 있다. 예컨대 주식 관련 정보에만 관심이 있는 사람들은 거기에 특화된 그룹에서 무리를 짓고 있다. '맘카페'라고 하는 커뮤니티가 지역마다 얼마나 성황리에 유지되는지는 모두가 알고 있는 바대로다. 그 외 스포츠, 예술, 취업, 교육 등등 사람들은 자신의 관심사에 관한 정보는 빠르게 전달받고 있되, 반대로 관심사가 아닌 분야는 완전히 무지하거나 무관심하다.

이런 세태는 TV와 같은 전통적, 일방적 미디어 속에서 자라난 중장년층 이상 세대에서는 볼 수 없던 모습이다. 내가 초등학생이었을 때는 인터넷도 케이블 TV도 존재하지 않았다. TV를 틀면 공중파에서 조용필과 나훈아가 나왔고 아이들도 조용필 노래를 어른들과 똑같이 따라 불렀다. 즉 '세대 차이'는 존재하되 문화적 감수성은 어느 정도 공통분모가 있을 수밖에 없었다. 지금은 그런 공통분모가 아예 존재하지 않는다. 관심사에 따라 완전히 차별화된 매체를 선별하여 접근하게 돼 있기 때문이다.

'매스 미디어', 거대 언론사가 사실상 정보를 일방적으로 유통하던 시대에 사람들은 특정 정보를 선택의 여지 없이 받아들였다.

반면, 지금은 정보의 선별적 수용이 가능하다는 점이 엄청난 차이를 만들어낸다. 구글의 거대 데이터베이스, 유튜브의 AI에 의한 개인 관심사 맞춤형 노출은 더더욱 관심사에 대한 Grouping(무리 지음)을 극명하게 한다. 온라인이란 공간은 완전히 배타적으로 무리 지을 수 있는 가상공간이 되었다. 그것이 모바일-SNS 이전 시대와 현재의 차이점이라 할 수 있다. 이것이 지금 우리 사회의 현실이다. 남녀 간에 정보를 얻고 소통하는 공간이 극명하게 나뉘는 것, 10대, 20대, 중장년층, 노년층 간에도 관심사에 극명한 차이가 있고 차츰 그 벽은 두꺼워진다.

20~30대 젊은 여성들은 미용에 관심이 많을 수밖에 없는 연령층이다. 당연히 뷰티, 미용 관련 콘텐츠를 소비하는 주체이자 관련 커뮤니티나 SNS로 대표되는 가상공간 대다수를 점유한다. 모바일-SNS 이전 시대에는 자기 관심사에 따라 정보를 선택적으로 필터링하기 어려웠다. 그러나 지금의 모바일 플랫폼 기반 문화는 단지 소비자가 아닌 생산, 공급자

로서도 다수가 참여한다. 여성들이 뷰티, 미용 관련 시장에서 공급자의 역할도 동시에 수행하는 것이다. 수요자가 있고 그러한 수요자를 상대로 하는 공급자가 따로 있는 것이 아니라, 수요자들이 공통의 채널 내에서 활동력이 강해지자 그 수요자 중 일부가 공급자가 된 것이다. 이 과정에서 개인이 기업화되는 기회가 열렸다.

미용상 소비에 관심이 높은 젊은 여성에게 '외모'는 자신의 매력을 드러내는 중요한 매개가 된다. 물론 모든 연령층에 해당하는 명제이기도 하지만, '필터링'된 20, 30대 여성층에서 관심을 보이는 외모와 남성, 기타의 연령층에서 관심을 지닌 외모는 다르다.

'인스타그램'이라는 간명한 플랫폼은 한결같이 이미지를 보여주며 뷰티, 미용 관련 상품의 판매를 어필하는 데 최적의 환경을 제공한다. '유튜브'는 영상을 보여주며 같은 역할을 한다. 매개가 사진이건, 영상이건 젊은 여성들에게는 '외모'가 중요하지 않을 수 없다. 스포츠·피트니스, 비만·체형, 화장품·장신구·액세서리, 의상, 헤어 등이 이와 밀접하게 관련돼 있다. 미용 성형 역시 그런 '미용 아이템' 중 하나로 인지된다.

모바일상의 가상공간, 즉 SNS로 대표되는 플랫폼 위에서 조명을 받는다는 것은 곧 수익과 매출을 의미하며, 대중에게 어필하는 외모를 보여줄 수 있느냐가 핵심 문제로 부상한다. 여기에서 '관심을 받는 외모'에 대한 인식의 변화를 읽게 된다. 과거에는 남녀노소 누구에게나 '칭찬받는' 외모가 중요했다. '걔, 인상이 좋아', '부잣집으로 시집가겠어', '얼굴도 예쁜 데다 공부도 잘한다며?' 이런 것들이 대표적인 '긍정 평가들'이었다. 그런 평가는 곧 남성 중심의 가부장적 사회에서 여성이 더 위로 올라갈 기회를 제공받느냐, 아니냐의 여부로 귀결되었다. '취집'이라는 말도 유행했다. 여성은 자기 힘으로 사회적 성공을 거두기보다 부잣집으로 시집가는 게 제일이라는 의미를 담은 단어였다. 패션에선 '청담동 며느리 룩'이란 말도 등장했다. 자수성가한 여성이 존경받는 게 아니라, (어차피 여자가 자수성가는 힘드니까) 부잣집으로 시집간 여자가 부러움을 받는다는 다소 맥 빠지는 의미를 담은 말이다.

"얼굴은 브이라인, 몸매는 에스라인……"

○○○○○○○○○○

그런데 모바일 플랫폼, 가상공간에서는 전 연령적, 전 사회적 평가란 애초부터 관심사가 아니다. 게임 마니아들의 커뮤니티에서는 보통 '만렙'이란 소리를 듣는 높은 레벨의 게이

머가 톡톡히 유명세를 치르지만, 그 커뮤니티 바깥에선 그가 누군지도 알지 못한다. 마찬가지로 젊은 여성들의 커뮤니티와 SNS상에서는 오로지 뷰티, 미용적 관점에서 바로 그 동일 구성원들 사이에서의 지명도가 중요하다. 인스타그램에 자기 사진을 노출한 젊은 여성의 외모를 50~60대 남성들의 댓글로 평가한다고 해도 그들에겐 아무런 의미도 없다. 같은 젊은 여성들의 평가가 가치 있는 것이다. 헤어, 뷰티, 패션, 성형 등 여성의 미모와 관련한 미용 상품들의 소비가 일어나 '돈이 되는 것'은 그들 '동일 집단'에 의한 것이기 때문이다.

따라서 여성들 사이에서의 인기와 지명도가 곧 상업적 이해를 좌우하도록 귀결된다. 이제 여성들은 '아름다움', '뷰티 산업'에 대한 평가자이며 동시에 상업적 공급자라는 지위를 얻었다. 미용 성형에서도 이들은 소비자이면서 동시에 독점적 평가를 하는 지위에 있다. 과거와는 사뭇 양상이 다르다. 어떤 사람들은 미용 성형의 목적에 대해 "자기만족을 위한 것"이라고 다소 모호한 명제를 제시한다. 그러나 여성들은 이미 자신들만의 커뮤니티를 갖추고 집단으로 사고하기 시작한 지 오래다. 모든 미용 행위와 마찬가지로, 미용 성형의 가장 중요한 목적 역시 한 방향으로 귀결된다. 즉 여성은, 여성들의 기준 위에서 더 위쪽으로 올라서기 위해 아름다워지려

한다는 것이다. 그것이 SNS 시대의 미용 성형에 대하여 우리가 알아야 할 중요한 토대다.

여성은 여성의 외모를 평가할 때 단지 예쁘다, 아니다로 규정짓지 않는다. 남자들이 보는 미녀의 기준은 보통 유행가 가사에 나오듯 "얼굴은 브이라인, 몸매는 에스라인……" 하는 식으로 매우 단선적이다. 여성들은 그렇게 단선적으로 여성의 외모를 평가하지 않는다. 여성을 판정하는 여성의 기준은 굉장히 입체적이고 복합적이다.

예컨대 거리에서 마주친 젊은 여성을 두고 남녀가 각기 이야기한다고 가정하자. "쟤, 어땠어?" 이런 질문을 받는다면 남성은 아마도 이런 식으로 답할 것이다. "어, 예쁘던데", 혹은 "음, 그냥 그랬어." 반면 여성의 대답은 단선적이지 않다. "머리 스타일이 그 여자 분위기랑 좀 안 맞아", 혹은 "구두보다는 스니커즈가 그 여자한테 더 잘 맞겠어." 이런 식으로 매우 중층적이고 복합적으로 평가하는 경향이 있다. 남성들은 여성을 대상화objectify하는 함정에 빠지기 일쑤이지만, 여성은 자기 자신에 투영project하여 생각한다는 점이 두 집단 사이의 근원적 차이를 만든다. 모바일 플랫폼 시대, SNS 시대에 들어서서 여성들은 비로소 아름다움을 평가, 판단하는 온전한 주체가 된 것이라고도 볼 수 있겠다.

문제점은 없을까? 사실은 무수한 문제가 있다. 신문, 공중파 방송 같은 레거시 미디어가 정보를 독점하던 시대에는 거대 기업인 미디어가 기사와 정보를 자체적으로 검증하여 내보냈다. 물론 미디어는 알게 모르게 편향성이 있으며, 왜곡 혹은 거짓 기사, 오보를 내보내는 일도 많다. 그러나 대체적으로는 사실 확인, 팩트 체크를 해서 기사를 내보낸다. 반면 SNS 플랫폼상의 정보들은 미디어와 방송에서 유포되는 정보들보다 훨씬 더 검증이 안 돼 있는 것들이다.

예컨대 2021년 4월 25일 새벽, 반포 한강공원에서 실종되었다가 6일 후 사망한 채 발견된 '손○○ 씨 사건'을 보면, 카카오톡과 개인 유튜브 등으로 여과와 검증 없이 각종 루머와 억측들이 얼마나 황당하게 유통되었는지 놀랄 지경이다. 개인 유튜버들은 제대로 된 사실 확인은 없이, 토사물이 묻은 신발을 버렸다니 증거 인멸이다, 자기가 범인이니 피하는 건가, 이런 식으로 확인되지 않은 억측들을 기정사실로 하여 친구 A씨를 사실상 범인으로 만들어 마구 몰아붙였다.

이런 식이다 보니 SNS 플랫폼상에서 유통되는 정보들은 흔히 사실 확인은 온데간데없고 온라인상 특정 '세력'에 의해 휘둘릴 가능성이 큰 것들이 허다하다. 바로 이런 SNS의 특성들을 '비즈니스상 이익'을 위해 무엇이든 하려 하는, 상업적 속성을 가진 각종 업체가 이용할 생각을 안 할 리 없다.

미용 성형 병원들 역시 검증이 어렵고 레거시 미디어보다 정보 전달이 자유로운 SNS의 속성을 최대한 활용한다. 알게 모르게 자기 병·의원을 홍보하고 인플루언서들을 통해 여론을 조작하려 한다. '허위를 구분해내고 진실을 전하는 전문직'의 역할은 안중에도 없고 모바일 SNS 플랫폼의 약점을 자신들에게 유리하도록 이용해 수익을 올리고 있다. 아○○○ TV 혹은 유튜브를 통해서 VJ들이나 인플루언서들이 계약을 맺은 성형외과에서 수술을 받은 후, 그 효과에 대해 과장해서 방송하는 예가 무수한 증거들이다. 이러한 '후기 방송'들은 명확히 대가성으로서 의료법 위반으로 시정 명령을 받게 되었고, 이후 점차 그 숫자는 감소했지만, 2010년대 후반부터 2020년에 이르기까지 수도 없이 많은 대가성 성형 후기 유튜버들의 방송이 활황을 탔다.

12

우리 시대 성형은
어디로 가야 할까요?

SNS 시대 성형과 이전 시대 성형의 차이

이 시대의 성형은 당연히 그 이전 시대와 다르게 가야 할 것이다. 미용 성형의 주요 소비 군#인 2030 여성들을 둘러싼 상황이 급변하였으니 성형 서비스를 공급하는 자들도 다른 인식에서 출발해야 한다. 과거와는 다르게 접근해야 마땅한 점들을 요약한다면 대략 아래와 같다.

첫째, 아름다움에 대한 기준과 관점이 매우 다양해졌으니, 성형의 방향도 다양화되어야 한다. 획일화에서 벗어나 개인 맞춤형 성형을 지향해야 한다.

둘째, 성형한 '티'가 나는 성형은 환영받지 못한다. 티가 난다는 것은 억지로 만들려 했다는 뜻이다. 새로운 시대의 성형은 억지로 몰고 가려는 무리수를 지양해야 한다.

셋째, 온라인상 여론을 조작하거나 상업적으로 이용하

는 경향이 예전보다 더 심해졌다. SNS 시대를 사는 개인들의 네트워크가 촘촘히 연결된 상황에서, 그 '개인들'이 금전적 이익 앞에 순수하지 못한 것이 문제가 되고 있다. 유명 유튜버나 VJ들이 성형 후 그 결과를 홍보하는 경우가 대표적이다. 소비자들은 허위 정보들, 상업적 미용 성형 정보들이 난무한다는 점을 기억해야 하며, 병원들은 이것을 이용하거나 편승하지 말아야 한다.

새로운 시대의 성형이 "돌고 돌아 다시 〈강남미인도〉"처럼 되어서는 안 될 것이다. 성형수술의 획일화는 어김없이 '과잉 수술 권유'와 맞닿아 있다. 안 해도 되는 걸 자꾸 부추겨 '남들 다 하는 거 너도 해'란 식으로 가는 것이다. 이러한 세태는 철저히 비판받아야 하고 개인의 특성을 충실히 고려한 '맞춤형 성형'이 계획되어야 한다.

'맞춤형 성형'이란 개개인의 상태, 즉 피부 및 기타 인체 조직의 상태, 심리적 상태, 성형에 대한 희망과 관념들, 피하지방과 근육의 조직 상태, 성형하려는 부위의 기능들을 종합적으로 파악한 후 성형을 할 것인지, 한다면 어떤 방법을 택할 것인지 등을 결정하는 것이다. 코 수술을 예로 든다면 원래의 코 모양과 환자가 원하는 코 모양을 고려해 수술 방법과 수술에 사용될 재료를 결정하고 최적화된 방법을 선택해야 한다.

그런데 이런 상식적인 흐름이 실제로 현장에서는 제대로 이뤄지질 못한다. 미용 성형 분야는 온라인상 판촉과 마케팅양이 엄청나고, 그 마케팅 메시지는 한결같이 "너도 ○○처럼 예뻐져라"라는 것이어서 환자들의 희망 사항 자체가 획일화되기 일쑤다. 병원들은 갖가지 마케팅 전략으로 환자들에게 성형 정보를 전달해놓고(다른 말로 하면 거미줄을 쳐놓고) 실제 환자들에게는 획일적 수술로 몰아간다. 즉 같은 패턴을 모든 사람에게 일괄적으로 반복해야 경제 효과를 높일 수 있기 때문이다. 그 끝판왕이 공장형 수술, 유령수술이다.

서울 강남의 ○○성형외과는 한때 수술시 환자를 마취시킨 후, 피부를 열고 박리하는 의사, 보형물을 넣거나 주요 과정을 진행하는 의사, 피부를 닫는(봉합) 의사로 나누는 컨베이어 벨트형 수술을 일상적으로 진행했다. 물론 환자는 이런 과정에 대해 전혀 알지 못했다. 그렇게 진행하는 수술 플랜과 과정 전체가 어떻게 획일화되지 않을 수 있을까? 사람들이 원래 가진 얼굴과 신체의 모양은 천차만별인데, 어떻게 아름다움의 지향점이 획일화될 수 있는지 의문이다. 모든 사람이 다 자기 얼굴 모양에 따라서 성형의 지향점도, 수술 플랜도 셀 수 없이 많은 갈래여야 하는 것이 정상이 아닐까?

불법 의료 행위 신고 포상제에 거는 기대와 넘기 힘든 장벽

○○성형외과에서 인터넷 블로그 등으로 수험생 쌍수 기획 행사를 홍보한다. 쌍꺼풀 수술 100만 원, 앞트임 수술 80만 원, 합계 180만 원인데, 수능 시험을 치른 고3 학생들 대상으로, 150만 원으로 할인 행사를 한다는 것이다. 언뜻 보면 병원이 선심을 쓰는 것으로 보이지만 모든 할인 행사가 그렇듯 노림수가 있는 건 뻔하다. 쌍꺼풀만 하면 100만 원이다. 앞트임 수술만 할 때도 80만 원이다. 그런데 그 두 가지 수술을 함께 하도록 유도하면 150만 원이니, 수술 한 가지만을 했을 때보다 더 많은 돈을 벌게끔 기획한 것이다. 문제는 쌍꺼풀 수술을 하려는 청소년이 앞트임을 할 이유가 전혀 없는 눈이라면 어찌할 것인가? 이 점이야말로 문제의 핵심이다.

여기에서 상담실장의 '기술'이 들어간다. 앞트임을 생각해본 적이 없는 학생에게 "학생은 그걸 조금이라도 터줘야 쌍꺼풀도 잘 안 풀리고 더 세련돼질 거야"라는 식으로 '행사' 상품을 구매하도록 유도한다. 앞트임까지 생각하고 온 학생이면 그땐 뒤트임, 밑트임까지 또 끌고 들어간다.

이는 수술 방법을 결정하는 데 비의료인(상담실장)이 관여하는 것이므로 의료법 위반, 불법 행위에 속한다. 또한 하지 않아도 되는 수술, 할 필요가 없거나 오히려 해가 될 만한 수술을 권하는 것이니 환자 유인 행위뿐만 아니라 과잉진료가 된다. 획일적 수술로 몰아가기 또한 문젯거리이다. 쌍꺼풀도 절개와 매몰이 있고 그 속에 다양한 변법들이 있어서 환자에게 맞는 수술법을 적용하는 게 중요한데, 현실은 매대에 놓인 상품을 픽업하는 것처럼 마케팅과 판촉 아래 환자들이 소비자로서 물건을 구매하는 처지가 되도록 몰아간다.

미용 성형을 이런 식으로 판촉 마케팅하고 구매 행위와 동일시하여 시장에 올리는 행태는 하루빨리 중단되어야 한다. 그리고 의사-환자 간에 허심탄회하고 충분한 대화를 통해 '개인 맞춤형' 성형이 이뤄져야 한다. 그래야 여성들이 획일화된 성형, 과대 포장된 성형, 과다 진료에서 벗어날 수 있다.

어떻게 하면 이런 문제들을 효율적으로 막을 수 있을까? 답은 의외로 간단하다. 한 가지 방법은 신고 포상제를 시행하는 것이다.

예컨대 '상담실장'이 실질적 진료 행위를 하면 명백한 불법 의료 행위이니 그에 대한 신고를 독려하고 금액을 책정하여 신고가 사실로 판명되면 병원에 영업 정지와 벌금 등의 무거운 불이익을 내리고 신고자를 포상하면 어떻겠는가. 이런 간단한 조치만으로도 빠르게 문제를 개선해나갈 수 있다. 그러나 주무 부서인 보건당국이 보여온 '귀차니즘'이라는 장벽을 참작하건대 이러한 문제에 대해 혁신적인 조처를 기대하기 매우 어려운 것이 사실이다.

13

성형수술, 정답은 없지만
원칙은 있어요

미용 성형 수술의 원칙

다양한 미용 성형수술을 막론하고 나름대로 수립한 원칙은 대략 아래와 같다.

첫째, 최소한의 손상으로 가능한 한 큰 효과를 얻으려 할 것.

둘째, 손상이 많다면 효과가 좋더라도 하지 말 것.

셋째, 할 수 있다면, 복원이 가능한 방법을 택할 것.

첫째 원칙에는 성형외과의 교과서에 늘 나오는 유명한 개념이 들어가 있다. 바로 'minimal trauma'이다. 환자 조직의 손상을 최소로 하면서 수술하라는 것이다. 최소의 손상만을 주는 술기를 항상 우선으로 택해야 한다는 것이다. 최대의 효과보다도 최소의 손상이 우선이라는 뜻이다.

아주 좋은 효과를 낼 수 있는 수술이 있더라도 그로 인해 환자의 조직(피부, 지방, 근육, 근막, 뼈 등)에 손상을 주고 정상적이고 생리적인 신체 활동에 유의한 부작용을 초래한다면 그 수술에 대해서는 매우 신중해야 한다. 미용 목적의 수술인데 애매한 조직의 손상을 가져올 수밖에 없다면 그런 수술은 안 하는 것이 맞다.

셋째 원칙은 어딘가 모르는 곳을 향할 때 그 길이 아니라고 생각되면 다시 돌아갈 길을 반드시 남겨놔야 하는 것과 같다. 돌아올 수 있는 다리를 불태우지 말라는 것이다.

이러한 3가지의 원칙을 모두 적용해보면, 가능한 수술의 개수가 그리 많지 않다. 그런데도 한국에서 이뤄지는 성형수술 가짓수는 놀랄 만큼 많고 다양한 게 현실이다. 특히 눈 수술에서 가장 많은데, 대략만 열거해보아도 아래와 같다.

절개식 쌍꺼풀 수술, 비절개식 쌍꺼풀 수술, 부분절개식 쌍꺼풀 수술, 상안검 성형수술, 하안검 성형수술, 앞트임(내안각췌피 성형), 뒤트임(외안각 성형), 눈매교정술(안검하수 교정 수술), 눈썹하 거상술, 눈썹상 거상술, 애교 수술, 눈밑지방 제거술, 눈밑지방 재배치 수술, 비절개식 눈매교정술…….

성형수술, 정답은 없지만 원칙은 있어요

일단 생각나는 대로 열거했는데도 이 정도다. 나열한 각 수술법은 그 속에 또 수많은 변법이 있다.

1) 눈 성형수술

인간의 몸을 표면적으로 본다면 눈꺼풀이 점유하고 있는 영역의 넓이는 기껏 1%도 안 될 것이다. 그런데도 이 부분에 많은 수술 술기가 존재하는 이유는 눈꺼풀이 그만큼 미용상 중요하다는 뜻이다. 눈이 첫인상을 결정하는 데 가장 중요하다는 말에는 이론이 없을 것이다.

쌍꺼풀 수술은 눈 수술의 대표 격에 해당한다. 많은 사람이 눈 수술 하면 쌍꺼풀을 먼저 떠올린다. 쌍꺼풀을 하면 과연 어떤 면이 좋아지는 것일까? 왜 이렇게 많은 사람이 쌍꺼풀 수술을 할까?

홑꺼풀인 사람이 쌍꺼풀 수술을 하면 인상이 많이 바뀐 것을 체감한다. 두툼하고 날카로워 보이는 동양적인 눈매에서 대부분 세련되고 더 부드러운 인상이 된다. 이것이 '쌍꺼풀의 마법'이다.

왜 쌍꺼풀은 작은 부위를 수술하는 데도 인상에 있어 큰 변화를 초래하는 것일까? 이는 앞에서 설명한, 무뚝뚝해 보이는 동북아시아 사람들의 눈매와 관련이 깊다. 눈꺼풀 조직량이 많은 이유는 안구, 각막, 결막을 보호하기 위해서다. 몽골-동북아의 환경적 요인으로 볼 때 그렇듯 두툼한 눈꺼풀은 매우 중요했을 것이다. 하지만 눈이 가려져 있으면 경계심을 주기 마련이다. 눈이 노출돼 있을수록 경계심은 줄어든다. 쌍꺼풀을 만들면 눈을 뜰 때 꺼풀이 한번 접혀 올라가기 때문에 검은 동자의 노출이 많아져, 개방적으로 보인다. 결과적으로 쌍꺼풀은 눈을 덜 두툼해 보이게 할 뿐 아니라, 더 개방된 인상을 주며 상대방이 경계심을 풀도록 한다. 이것이 쌍꺼풀 수술이 한국에서 거대한 '성형 시장'을 만들어낸 이유다. 어떤 경우에는 쌍꺼풀 수술의 효과가 너무나 드라마틱해서 "새로 태어났다"라고 말하는 사람도 있다.

물론 모든 사람이 쌍꺼풀 수술로 그와 같은 긍정적 효과를 얻는 것은 아니다. 오히려 역효과를 주어 더 사납고 강해 보이는 결과를 만드는 경우도 상당히 많다. 나이 든 여성들이 피부 절제를 많이 하고 깊은 쌍꺼풀을 만들면 흔히 그런 결과가 나온다. 노화가 진행되어 눈이 많이 덮여 있는 사람들은 늘어진 피부를 절제하고 절제한 흉터를 쌍꺼풀로 만든다. 이 수술은 단지 홑꺼풀을 쌍꺼풀로 만드는 것 외에 젊어 보이게 하는 것이 목적이다(이런 수술을 상안검 성형 blepharoplasty이라고 한다).

앞서 말한 쌍꺼풀 수술과는 같은 것 같지만 실은 많이 다른 수술이다. 이것은 기능적인 수술이면서 (눈이 덮이면 시야에 제한이 오므로) 동시에 미용적 수술이기도 하다. 이러한 상안검 성형에서는 잘라내는 피부의 양이 매우 많아 눈썹과 눈 사이가 가까워지기 쉬우며, 눈 둘레의 탄력이 약화한 상황에서 피부 양을 줄임으로써 부조화가 느껴질 수 있다. 뭔가 짜증스럽다거나 부정적 인상을 줄 수 있다.

일반적으로 쌍꺼풀 수술을 하고 나서 좋은 결과를 얻었다는 건 더 친근하고 개방적인 인상으로 전환되었음을 의미한다. 결국 쌍꺼풀이냐, 홑꺼풀이냐가 문제의 핵심이 아니라 폐쇄적인 눈매와 개방적인 눈매가 있을 뿐이며, 그것이 상냥해 보이느냐, 사나워 보이느냐로 인상을 구분 짓는다는 것이다.

쌍꺼풀 수술이 성형의 일인자로 자리 잡은 이후, 미용 성형을 하는 의사들은 더 큰 시장을 형성할 수 있다는 자신감을 얻었다. 그 결과, 엄청나게 많은 성형외과가 생겨났다. 쌍꺼풀 수술은 겉으로만 보면 누구에게나 어렵지 않은 수술로 보인다. 하여 많은 타 과 의사들이 하던 일을 접고 미용 성형에 뛰어들기도 했다. 문제는 쌍꺼풀 수술로 누구나 예뻐지는 것은 아니라는 점이다. 어떤 사람은 인생이 바뀔 정도로 좋아지지만, 어떤 사람은 별 차이가 없다. 어떤 사람은 심지어

인상이 더 나빠지기도 한다. 모든 미용 성형이 마찬가지지만 쌍꺼풀 수술 역시 해야 할 사람이 해야 결과가 좋다. 누구나 깜짝 놀랄 만한 효과를 거두는 것은 아니다. 이치를 생각해 볼 때 너무나 당연하다.

그런데 너무나 많은 미용 병원들이 생겨버렸다. 마치 건조한 땅에서 물이 솟는 곳에 수많은 동물이 몰려들었는데 곧 물이 바닥난 것과 같다. 이제 병원들은 단순히 쌍꺼풀 수술만으로는 그 많은 수의 '공급자'들이 생존할 수 없음을 깨달았고, 저마다 쌍꺼풀 이외의 다른 수술 아이템들을 만들어서 어떻게든 생존하려 머리를 짜내기 시작한다. 그 대표적인 '신생 아이템'들이 '뒤트임, 밑트임, 위트임 수술'이다. 이런 수술들은 하나같이 학술적으로 그 부작용과 효능에 대해 검증이 부족한 상황에서 오로지 마케팅만으로 유행되었다.

하나의 수술 아이템이 자리 잡으려면 누군가 수술 방법을 고안하고, 그것을 여러 의사가 보완하여 기술적으로 완벽한 결과를 가져온 이후에 환자들에게 널리 알리고 마케팅이 이뤄져야 한다. 그러나 한국에선 미용 성형 병원들이 과포화된 이래로 그런 식의 기제가 작동한 바가 없다. 병원들 대부분이 그 부작용과 효능의 실태보다는 돈을 벌 만한 아이템이냐, 아니냐에만 골몰하였다. 돈이 되겠다 싶으면 일단 판촉

광고부터 밀어붙여 환자를 끌어들일 궁리만 했다. 그런 방법으로 한 병원이 돈을 벌면 나머지 병원들도 뒤따라서 그렇게 했다. 그로 인해 생기는 부작용을 처리하고 어떻게 해결할지 고민하는 건 일단 돈을 벌고 난 다음에 생각할 일이었다.

눈매교정술에 관해서도 얘기를 해보자. 일반인들에게 '쌍꺼풀 수술'이란 말은 낯설지 않지만 '눈매교정술'이란 어휘는 낯설 것이다. 그러나 눈매교정술은 미용 목적의 눈 수술 중 가장 많이 시행되는 '메뉴'다. '눈매교정술'이라는 말 자체가 애매한데, 성형외과에서 통하는 이 말의 뜻은 눈꺼풀을 올리게 하는 근육-힘줄을 건드려서 눈이 더 커 보이게 하는 수술이다. 미용 목적의 안검하수 교정이 눈매교정 수술이라고 보면 된다. 안검하수는 안과에서 주로 쓰는 용어인데, 성형외과의 경우 '안검하수 교정'이라는 단어가 진료기록부에 보이면 수술비가 건강보험 대상이 된다는 점 때문에 그 용어를 사용하지 않고 바꾼 것이다.

성형외과들이 '눈매교정 수술'이라는 명칭을 따로 만들어서 쓰는 이유는 그 용어가 건강보험 수가 산정 항목 중에 나오지 않기 때문이다. 건강보험 수가에 통제받지 않으니 병원이 가격을 임의로 산정할 수 있다.

눈매교정술은 눈꺼풀을 들어 올리는 상안검거근을 벗겨

내야 하고, 그 밑에 있는 뮬러 근육, 즉 자율신경 지배를 받는 근육까지 벗겨내기도 한다. 이러한 접근 자체만으로도 여러 가지 위험이 생긴다. 수술이란 절개-박리(벗겨내기)-봉합의 단계를 반드시 거치는데, 박리 과정에서 가장 많은 출혈이 일어난다. 그 출혈을 잡기 위해 소작하다 보면 상안검거근, 힘줄의 손상을 초래할 가능성이 생기기 마련이다. 그런 손상은 어떤 경우는 다행히 자연 복구되지만, 어떤 경우는 회복되지 않는 손상으로 남기도 한다. 눈이 잘 안 떠지거나, 눈이 너무 많이 열려서 감기지를 않는다거나 눈꺼풀이 뒤집혀 보이는(외반) 경우들을 모두 포괄한다.

'눈매교정술'이란 방법으로 눈꺼풀의 가장 깊숙한 곳을 박리해 들어가고 눈꺼풀의 가장 중요한 기능을 터치하는 수술을 하려는 이가 반드시 각오해야 할 것이 있다. 모든 것이 의도한 대로 잘되었다면 좋지만, 그렇지 않았을 경우 상당히 힘든 부작용에 시달리기 때문이다. 눈 뜨는 근육-힘줄을 건드리는 수술은 비가역적이고, 사실상 원상복구가 불가능하다. 그래서 다른 수술보다 몇 배는 더 신중해야 한다.

이런 형태의 침습적인 수술이 일상적으로 이뤄지게 된 이유는 소비자들의 '요구'가 있었기 때문이라 할 수도 있으나 더 근본적으로는 '미용 시장'이 과포화되어 있어서다. 과포화된 시장에서는 공급자들끼리의 경쟁이 과열되고, 환자에게 안 할 수술까지 하도록 유도하기 마련이다. 뒤트임, 밑트임 같은 수술들은 특히 더 그렇다. 과잉 수술 권유가 어떤 결과를 가져오게 될지는 불 보듯 뻔하다.

2017년 1월 3일, YTN 라디오에 출연한 법무법인 로고스의 최진녕 변호사 말을 들어보면, 2012년 4월부터 2015년까지 성형수술 관련 분쟁이 자그마치 4만여 건이나 (의료분쟁조정원 등에) 접수되었다. 접수된 숫자만 그렇다. 병원-환자 간 분쟁은 이를 훨씬 웃돌 것이다.

미용 목적의 성형수술은 절대로 과도하게 행해서는 안 된다. 수술이란 인체에 칼을 대어 침습하는 행위이고 원래대로 돌려놓을 수 없는 때도 있다. 수술이 아니고서는 방법이 없는 경우, 수술적 방법으로 했을 때 효과가 최선이라고 판단할 때만 그렇게 해야 한다. 비의료인(성형외과 실장)들이 가격이 높은 수술을 권하고 소비자들이 그로 인해 침습적인 수술을 하는 일이 없어져야 한다. 이른바 '사무장 병원'들에서는 의사도 '바지사장'에 불과하므로 실장들은 사무장에게 고용된 꼴이고, 환자 몸에 대한 신체적, 의료적 고려라고는 눈곱만큼도 없이 마구잡이로 이 수술, 저 수술 권할 수밖에 없다. 이것이 한국에서 성형수술의 부작용과 분쟁이 이토록 많아진 원인 중 하나다.

2) 코 성형수술

한국에서의 눈 수술은 무모할 정도로 지나치게 외연을 확장한 면이 있음을 위에서 살펴보았다. 물론 이 분야에서 괄목할 만한 진보가 이루어진 것도 사실이고, 많은 사람이 수혜를 입었다고도 볼 수 있으나, 그 이면에 많은 문제점이 있음을 지나쳐서는 안 된다.

코 수술에 대해서는 조금 다른 각도에서 이야기를 꺼내려 한다. 코 수술에서도 수많은 술기가 존재하고 병원들이 자꾸 금액을 부풀리려는 쪽으로 가려는 건 마찬가지지만 중요한 차이점이 있다. 보형물을 자주 사용한다는 점이다. 한국인을 포함한 아시아인의 코 수술에서는 어떤 물질을 삽입할 것인가를 놓고 수술에 대한 논의가 진행된다. 무언가를 콧날에 '집어넣는' 것이 이렇게 남발이 되어도 괜찮을까? 그 부분에 초점을 맞춰 코 수술을 다뤄보려 한다.

결론적으로 코 수술에서, 무언가를 집어넣어서 콧날을 높이는 쪽으로 몰고 가는 것은 위험하다고 생각한다. 고유의 해부학적 구조를 무시하고 코에서 어느 한 부위만 부풀리려 했을 때 장단기적 부작용은 피할 수 없다.

코의 구조적·해부학적 상황을 판정하고 관찰해 그 구조에 긍정적 변화를 줘야만 코 수술의 효과가 오랫동안 유지되고 부작용도 생기지 않는다. 그것이 구조적 코 수술structural rhinoplasty에서 가장 중요한 지점이다.

구조적 코 수술이란 용어는 학술적으로 명확하게 정의가 내려지진 않았으나, '보존적 코 수술'과 비슷하게 사용된다. '파괴적 코 수술Destructive rhinoplasty'에 대한 반성으로 나타난 코 수술의 새로운 흐름이다. 즉, 잘라내고 파괴하고 원형을 망가뜨리면서 원하는 모양을 만드는 기존의 코 수술 방법이 장기적으로 봤을 코를 지지하고 지탱하는 해부학적 구조를 무너뜨린다는 분석에 따른 것이다. '구조적 혹은 보존적 코 수술'은 해부학적 구조를 보존하고 재배치하거나 재구성하는repositioning, reshaping 방식을 추구한다.

코 수술에 있어 많은 사람이 우려하는 것은 '가짜'라는 티가 나지 않을까 하는 점이다. 가짜라는 느낌이 들지 않고 자기 것 같은 코가 되면서, 염증이나 수축(코가 점점 짧아지면서 들리는) 같은 수술 후 문제의 발생을 피하려면 어떤 방법이 좋을까? 가장 신뢰도 높은 방법은 원래 코의 구조를 망가뜨리지 않고 수술하는 것이다.

그런데 코 수술에서는 늘 실리콘 보형물이 빠지지 않고

등장한다. 실리콘을 코에 쓰는 행위는 과연 바람직할까? 실리콘이 즉각적이고 빠르게 환자가 원하는 코 모양을 만들어주는 것은 맞다. 가격이 싸고 조각하기가 쉬우며, 선과 윤곽이 잘 맞게 디자인을 했다면 수술 후 곧바로 좋은 결과를 보여준다. 문제는 수술하고 나서 어느 정도 시간이 흐른 뒤부터이다. 너무 큰 실리콘 보형물은 시간이 갈수록 누가 보아도 티가 날 정도로 드러나 보이기 시작한다. 실리콘 블록을 코에 삽입한 환자들 대부분이 몇 년에 걸쳐 수축(짧아짐)과 변위(틀어짐), 감염 등의 문제를 호소한다.

실리콘은 몸에 들어가면 그 주변에 섬유성 조직으로 이루어진 질긴 막이 형성된다. 이를 피막이라고 하는데, 피막이 실리콘 주변에 생겨난 후 문제를 안 일으킨다면 다행이지만, 문제를 일으키는 경우가 생길 수 있다는 것이다. 피막은 하나의 '주머니pocket' 역할을 하는데, 그 주머니가 내용물에 대해 공정한 압력을 행사한다는 법이 없다. 어느 한쪽으로 압력을 더 강하게 행사하면 곧 보형물의 변위displacement가 온다. 보통 더 약한 압력을 가하는 쪽으로 실리콘이 밀려난다. 결과적으로 코가 삐뚤어져 보이게 된다. 모든 방면에서 전방위적으로 피막의 수축contracture이 온다면 코는 서서히 들리면서 짧은 코(들창코)가 된다.

실리콘 주변에 무언가 고여 있으면 그것들이 피막을 뚫고 흡수가 되지 않기 때문에 결국 세균이 번식할 기회를 주고 감염-염증으로 이어지게끔 한다. 이런 것들이 실리콘 보형물을 사용했을 때의 대략적인 문제점들이다.

크고 두꺼운 보형물이 아주 오랜 기간 존재하다 보면 피부, 즉 보형물을 둘러싸고 있는 커버 조직들이 실리콘의 압박을 받아 얇아진다. 보형물에 눌려 혈액순환 장애를 받은 조직의 위축atrophy 현상이 진행되는 것인데, 결국 실리콘의 양쪽 가장자리가 시간이 갈수록 확연히 드러나는, 11자 모양 경계 보임margin visibility 문제가 발생한다(분필코 변형). 커다란 실리콘 블록을 삽입하는 수술은 기존의 해부학적 구조를 짓누르고 침습하며 얇게 만든다. 그럼으로써 점진적으로 기존의 코를 지탱해온 framework(뼈, 연골)와 스킨이 무너지도록 유도하는 결과를 낳는다.

코 수술은 (2차 수술에서는 더더욱) 될 수 있으면 자가 조직으로 수술을 진행하는 것이 바람직하다. 이물질을 삽입하겠다면 될 수 있으면 작고 얇게 넣어야 한다. 코 수술에서 누구나 원하는 목표, 즉 가짜 같다는 느낌이 안 들면서 환자 자신에게도 만족스러울 것, 재앙에 가까운 갖가지 부작용을 예방할 것 등을 성취하려면 자신의 몸에서 채취한 조직으로 해부학적 구조를 개선해야 이를 달성할 수 있다.

사람에 따라 코의 구조는 뼈 쪽(코뿌리~코능선)이 낮은 경우와 연골 쪽(코능선~코끝)이 낮은 경우로 나눠볼 수 있는데, 한국 사람은 대부분 양자가 다 낮아서 수술을 원하는 경우가 많다.

코끝 부분은 주로 귀 연골 또는 비중격 연골을 이용해서 모양과 높이를 조절한다. 가장 단순한 방법은 귀 연골을 채취해 양쪽 콧날개 연골 위에 얹는 것이다. 간혹 피부가 두꺼우면서 코를 많이 높여야 하는 분들은 비중격 연골을 채취하여 양쪽 콧날개 연골 사이에 끼워 대들보를 만들고 이것으로 코끝을 강하게 지지해준다strut graft. 코끝 성형은 이처럼 자기 연골을 이용해서 최선의 결과를 도모한다. 코끝에는 가루 연골(연골 겔)을 사용하기도 한다.

그다음으로 뿌리~능선 부분은 뼈로 되어 있어 단단하므로, 어떤 것이든 위에 얹으면 웬만큼 효과를 볼 수 있다. 이 시점에서 많은 의사가 보형물을 써서 이를 진행하려고 시도한다. 그러나 이물질을 사용하려면 절대 과도하지 않게 하고, 꼭 필요한 경우로 제한하는 것이 바람직하다. 두꺼운 실리콘 또는 고어텍스 블록을 얹으면 본래의 형태와 구조는 이에 눌려 숨을 못 쉬게 마련이다. 이는 장기적으로 예상치 못한 부정적 변형을 초래할 수 있다. 이물질의 부피가 크면 클수록 가능성도 커진다.

오랜 시간 실리콘에 의해 얇아진 피부와 패인 코뼈 바닥 부분이 실리콘을 제거하면서 드러나게 될 때 코 모양은 분명 보기 흉할 것이다. 이런 결과가 눈에 보여 재수술을 하고, 그 부분을 또다시 실리콘으로 채운다면 악순환은 계속될 수밖에 없다.

다른 방법으로, 늑연골을 채취하거나 기증 연골을 사서 쓰기도 한다. 또는 엉덩이-허벅지의 접히는 면에서 진피 지방을 채취하여 콧부리~능선 부분을 높이는 이식물로 쓸 수 있다. 자가 진피를 이용하면 얇아져 있는 피부를 보완할 수 있으며 뼈가 깎일 염려도 줄일 수 있다. (물론 이런 방법 역시 한 계점이 있다. 그러니 환자 케이스에 따라 신중하게 고민하여 수술 방법을 결정해야 한다.)

심하게 변형이 온 2차 코 성형에서는 늑연골을 사용하기도 한다. 피치 못하게 실리콘을 써야 하는 상황이라면 아주 최소한만 써야 한다.

이처럼 구조적 코 성형은 얼굴의 원래 구조, 코 조직의 구조적 안정성을 해치지 않으면서 긍정적으로 개선하는 개념이다.

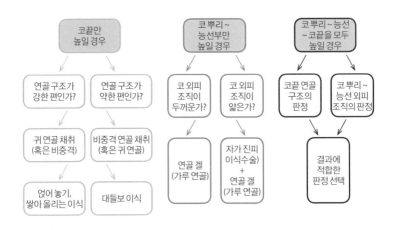

코의 구조를 3개 부위로 단순화해보자. 미간 바로 밑에 있는, 코가 시작되는 부위를 비근부, 즉 코뿌리라고 부른다. 코의 중간 부위, 즉 뼈 부분에서 말랑거리는 연골 부위로 이동하는 곳을 코능선이라고 하고, 코에서 가장 높은 곳에 있는 부분을 코끝(비첨부)이라고 부른다.

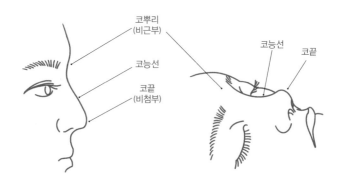

성형수술, 정답은 없지만 원칙은 있어요

도해 그림으로 해부학적 사항은 아래 그림과 같다.

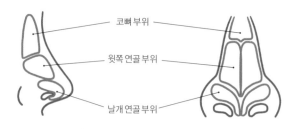

코뼈 부위

윗쪽 연골 부위

날개 연골 부위

실리콘이나 특정 이물질을 이용해서 코 위에 얹는 수술을 표현한 그림이다.

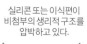
실리콘 또는 이식편이
비첨부의 생리적 구조를
압박하고 있다.

이런 상태로 시간이 오래 지나면
코끝 피부는 얇아지고
경계가 비춰 보인다.

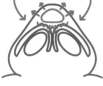

날개 연골은 얇아지고
눌려서 작아진다.

위 그림처럼 이식 편이 정상적인 생리적 구조에 융합하지 않은 상태에서 누르고 치받는 상황으로 힘을 가하게 되면, 시간이 지날수록 코의 모양이 부자연스러워진다. 따라서 코 수술이 처음에는 그럴듯하게 잘 된 것처럼 보이지만, 구조

파괴적인 부자연스러운 요소에 의존하여 수술하면 이식 편이 지속해서 3차원적 구조를 짓누르고 망가뜨리는 방향으로 힘을 가해 언젠가는 코 모양이 뒤틀린다.

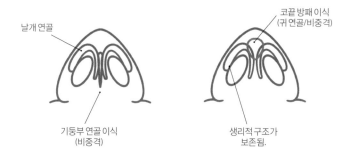

날개 연골

코끝 방패 이식
(귀 연골/비중격)

기둥부 연골 이식
(비중격)

생리적 구조가
보존됨.

위 그림에서는 몇 가지 생리적인 코끝 연골 이식 수술법을 예시하였다. 이처럼 생리적인 코의 구조를 해치지 않고 그에 융화되도록 자가 조직을 사용하여 수술하였을 경우 정상적인 코 조직은 그대로 보존되고 시간이 흘러도 자연스러운 형태가 그대로 유지된다. 구조적, 보존적 코 수술이 필요한 이유는 이 때문이다.

복코 교정에 관해서도 한번 살펴보자. 한국인들의 코는 서양인과 달리 연골은 얇고 살덩이가 두텁다. 특히 코끝이 매우 두터우면 '복코'라고 부른다.

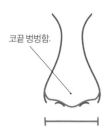

코끝 뭉뚝함.

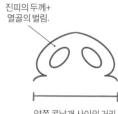

진피의 두께+
열골의 벌림.

양쪽 콧날개 사이의 거리

　　복코 교정술의 목표는 뭉뚝한 코끝을 날렵해 보이게끔 하는 것과 콧날개 폭을 줄여 전체적으로 코끝 부위가 너무 넓어 보이지 않게 변화시키는 것이다. 복코의 여러 양상에 따라 수술 방법도 굉장히 다양하지만, 대표적으로 날개 연골의 볼륨을 줄이면서 모아주는 방법, 또 연골만 조작해서는 복코가 그리 개선되지 않는 경우가 많으므로 높이를 더 높여주는 방법, 좌우 콧날개 간의 거리를 좁혀주는 방법들이 널리 쓰인다.

날개 연골을 절제, 줄여줌.
(볼륨 감소 및 코끝 이동 효과)

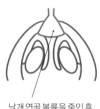

날개 연골 볼륨을 줄인 후
봉합해 복코 교정

비주에 콧기둥 이식.
양쪽 날개 연골과 기둥을 모두
중앙부로 당겨봉합

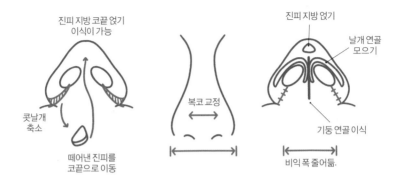

진피 지방 코끝얹기 이식이 가능

떼어낸 진피를 코끝으로 이동

콧날개 축소

복코 교정

진피 지방 얹기

날개 연골 모으기

기둥 연골 이식

비익 폭 줄어듦.

서양인들의 복코는 높고 연골이 두꺼우며 벌어져 있어 연골을 줄이고 묶어주는 방식으로 수술을 진행하나, 동양인들의 복코는 낮고 연골이 얇으며, 진피가 두껍다. 그래서 동양인들의 복코 수술은 연골 조작도 물론 하지만 코를 높여주지 않으면 큰 효과를 못 보는 경우가 많다. 비중격 연골로 기둥도 세우고, 콧날개 폭을 줄이기 위해 떼어낸 진피 지방을 코끝에 얹는 식으로 이식해서 코끝 높이도 높이는 것이다.

이 같은 구조적 코 수술의 첫 번째 원칙은 원래 조직에 생리학적 파괴를 최소화하는 것이다. 두 번째 원칙은 될 수 있으면 환자의 자가 조직을 사용하는 것이다. 코끝의 경우 연골을 조작하고 연골 이식을 하는 경우가 흔한데, 콧대에 연골을 사용하기도 하지만 진피 지방을 이용하는 방법도 있다.

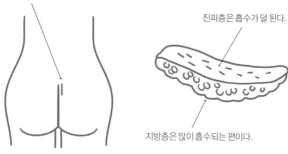

진피 지방 채취 장소(엉덩이)
진피가 두꺼워서 많이 쓰인다.
볼기를 벌리고 안쪽에서 채취하여
흉터가 안 보이게 한다.

진피층은 흡수가 덜 된다.

지방층은 많이 흡수되는 편이다.

진피 지방 이식의 첫 단계는 채취할 곳을 찾는 것인데, 귀 뒤에서 얻는 예도 있고 콧방울을 줄여야 하는 복코의 경우는 콧방울에서 채취해 쓰기도 한다.

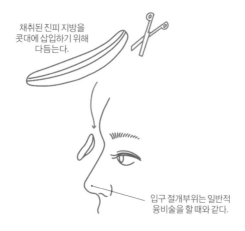

채취된 진피 지방을
콧대에 삽입하기 위해
다듬는다.

입구 절개부위는 일반적
융비술을 할 때와 같다.

엉덩이 쪽에서 진피 지방을 채취하면 흉터가 잘 안 보이고 많은 양의 조직을 손쉽게 얻을 수 있어 광범위하게 이용된다. 또 어떤 경우는 귀족수술이나 팔자주름을 돋워주기 위해 이 진피 지방을 이용하기도 한다. 보형물이 아닌 자기 살을 이용하므로 비교적 안전하며 부작용을 없앨 수 있어 널리 이용한다.

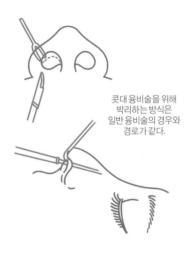

콧대 융비술을 위해 박리하는 방식은 일반 융비술의 경우와 경로가 같다.

진피 지방은 인공 보형물을 이용하는 경우와 달리 자기 몸의 특정 부분에서 채취하여야 하므로 그만큼 시간이 더 걸릴 수 있고, 삽입된 자가 조직이 분해, 흡수되는 경향이 단점으로 지적된다. (즉 수술 결과의 예측성이 떨어지는 한계가 있다.) 그런데도 보형물로 인한 부자연스러움이 심한 사례나 석회화,

구축, 감염-염증 등의 합병증 등이 발생한 예, 혹은 손상되거나 비틀어진 코에서 널리 이용될 수 있다.

생리적 어울림

physiological match

∞∞∞∞∞∞∞∞∞∞

코 수술 (특히 융비술) 후에 많은 의사가 가장 골치 아파하는 것이 바로 염증과 휘어짐이다. 대체 왜 이런 부작용들 (염증, 휘어짐, 변위, 뒤틀림 등)이 나타나는 걸까? 일차적 문제는 수술 후 정상적인 혈액, 림프순환이 저해될 수 있기 때문이다. 코도 인체 일부이며, 사람 몸은 한 군데도 빼놓지 않고, 혈액이 들어가고 나가면서 영양과 산소를 공급하고 노폐물을 폐기 처리하는 식으로 작동한다. 신체의 어떤 부분이라도 이처럼 돌고 도는 순환계가 제대로 작동하지 않는다면 감염 또는 염증에 취약할 수밖에 없다.

체액에도 상수도관과 하수도관이 있다고 가정하건대, 보형물이 들어간다는 것은 상하수도관 사이에 이물질이 가로막는 것이다. 그래도 물론 상-하수도는 작동한다. 그러나 물이 빠지는 속도(유속)가 느려지고 원활치 못하게 된다. 즉 보형물이 필요하다면 넣되, 너무 크게 넣으면 탈이 생길 수 있다는 것이다.

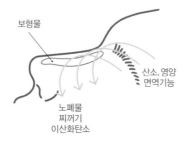

보형물

산소, 영양
면역기능

노폐물
찌꺼기
이산화탄소

세면대에서 물이 내려가는 속도가 느려진 상태로 오랫동안 내버려두면 어찌 될까? 세면대 자체가 지저분해지고 나중엔 곰팡이가 필 수도 있다. 보형물이 크고 두꺼울수록 이런 순환 지연 현상은 더 뚜렷하게 나타난다. 보형물 주변에는 세균의 막biofilm이 생기고 염증 세포가 모여들 것이다.

그러나 보형물이 들어갔다고 해서 전부 염증이 생기진 않는다. 그 외에 다른 필요 요건들이 있다. 사실은 코 수술에 쓰인 보형물이 주변 조직과 생리적으로 얼마나 잘 어우러지는가가 핵심적인 부분이다. 즉 보형물이 아래로는 뼈, 위로는 살 사이에서 죽은 공간Dead space을 만들지 않고 형태적으로 잘 맞아야 하고 보형물에 인접한 주변 살, 즉 벗겨낸 조직들에 손상이나 출혈이 최소한이어야 한다. 손상과 출혈이 심하면 불규칙한 피막이 생겨나고 그로 인해 보형물이 부적절하게 이동할 수 있어 주변 조직과 제대로 어울리지 않는 상태로 존재하게 된다.

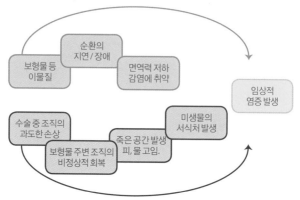

보형물 주변 조직이 건강한 상태로 제 기능을 하면 아무런 문제가 생기지 않는다. 하지만 밀리거나 눌리거나 죽은 공간이 있으면 건강한 상태로 존재할 수 없다.

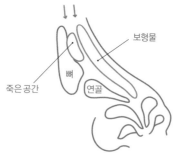

보형물의 만곡이 뼈의 만곡과 잘 맞지 않자 그 사이에 죽은 공간이 생겼고,
여기에 피나 물이 고이면 세균의 서식처가 될 수 있으며
보형물이 밀려나고 코 모양이 휘는 원인이 될 수 있다.

이렇듯 보형물의 생리적 어울림이 코 수술의 생명이라 할 수 있다. 보형물을 쓰지 않을 수 없는 경우라면 사용하되, 그 양을 최소로 하고 주변 조직과 잘 어울리도록 조작하여야 한다. 연골 이식, 진피 이식, 지방 이식을 할 때도 이러한 생리적 어울림의 원칙은 똑같이 적용된다.

코 수술은 3차원적으로 하나의 건물 모양을 바꾸는 리모델링 과정으로 볼 수 있는데, 모양을 바꾸는 데 있어 건물 뼈대를 약화하거나 상하수도·전기·공조 등 건물의 핵심적인 기능을 건드리면 반드시 부작용이 생긴다. 그중 대표적인 것이 염증과 휘어짐이다.

보형물이 들어가면 순환에 영향을 미치고 보형물 주변 조직의 회복이 건강하지 못하면 생리적 어울림이 깨진다. 이런 두 가지 상황이 코 수술 후 염증(부작용)을 일으키는 가장 중요한 원인이다.

이미 염증이 생겼고 미생물에 의한 감염이 생겼다 하더라도 이것이 항상 증상을 일으키진 않는다. 염증 대부분은 수면 밑에 떠다니는 빙산처럼 증상 없이 잠재해 있는 경우가 많다. 염증이 발적, 부종, 열, 압통 등의 임상적인 증상을 일으켰다면 수면 밑에는 더 큰 빙산이 숨어 있다는 걸 알아채야 한다. 임상적 증상이 나타났다 사라지기를 반복한다면 빙산이 수면 위로 잠시 나왔다가 수면 밑에 가라앉기를 반복하고 있는 거라고 봐야 한다.

염증이 생기고 코 모양이 틀어지고 보형물 위치가 바뀌는 등 바람직하지 못한 현상들은 원래 코 조직과 새로 들어간 물질 사이에 생리적인 어울림이 깨지면서 발생하며, 그 근원적 치료는 결국 생리적 어울림을 되찾는 데 있다. 보형물이 문제가 된다면 빼거나 다른 것으로 교체하고, 연골 등이 코의 외피에 순환장애를 주거나 압박하고 있다면 생리적으로 잘 조화되도록 변화를 주는 식으로 말이다. 만약 1차 수술에서 조직 손상이 너무 심해 생리적으로 코가 수술 후 환경에 버텨내지 못할 것 같다면 주저 없이 보형물 등을 제거하여야 한다.

수술이 잘 된 코는 새로 들어간 물질과 기존 코 조직 사이에 생리적으로 균형이 잡혀 있고 서로 잘 어우러져 있다. 그로 인해 염증·뒤틀림·휘어짐 등의 부작용이 잘 생기지 않고, 살이 쉽사리 얇아지거나 변형되지 않는다.

수술이 장기적으로 바람직한 결과를 만들고 수술 후 부작용을 최소화하려면 코 성형으로 극적인 변화dramatic change를 얻겠다는 욕심을 버려야 한다. 이러한 심리에 제동을 걸어야 한다. 우리나라 미용 성형 트렌드에 있어 구조적 문제가 바로 과잉진료, 과대수술인데, 특히 코 수술에서 이런 부분이 우려되고 있다. 그러한 구조적 문제를 해결하고 무리한 수술적 변화를 추구하지 않는 새로운 흐름을 만들어야 한다.

3) 가슴 성형수술

미용 목적의 가슴 수술은 대략 세 가지로 분류할 수 있다. 첫째는 가슴축소 수술, 둘째는 처진 가슴 교정 수술, 세 번째는 가슴확대 수술이다. 여기에 또 하나 더한다면 유방암 제거 이후 가슴을 복원하는 재건 목적 수술이 있다. 그런데 이 중 유독 가슴확대 수술(그중에서도 보형물을 사용하는)만이 가슴 수술을 상징하는 것으로 널리 인식된다. 그러다 보니 가슴확대에 사용되는 보형물을 빼놓고 가슴 수술을 이야기하기 어렵다. 이에 관한 이야기가 너무 많다 보니 아무리 축약한다 해도 상당한 분량의 내용이 되고 만다.

가슴을 크게 만들려는 사람들은 언제나, 어디서나 많았다. 그 이유를 굳이 설명할 필요는 없을 것이다. 그 방법은 처음에는 주사로 뭔가를 채워 넣는 간단한 시술들이었다. 액체 실리콘, 바셀린, 파라핀 등이 가장 빈번하게 쓰였던 재료들이었다. 1920년대 미국과 유럽에서는 사실상 '미용 성형' 분야의 전문가가 없었고 성형외과 자체가 태동기에 불과했다. 정식 교육을 받은 의사인지 아닌지조차 확실치 않은 사람들이 주사기에 파라핀을 넣고 가슴에 찌르고 쏘아댔다. 그 결과, 어마어마하게 많은 부작용이 발생했다. 염증, 돌아다님 mobilization, 괴사, 단단해짐 등이 가장 심각한 문제들이었다.

그러던 중에 1962년, 미국 굴지의 실리콘 의료기기 제조 회사인 다우코닝사가 휴스턴의 성형외과 의사 크로닌, 게로 우와 함께 성형외과 역사에 일대 획을 긋는 제품을 내놓았다. 실리콘 겔을 봉지와 같은 쉘 속에 넣은 제품, 즉 실리콘 겔 백bag 보형물을 만든 것이다. 약 1년 만에 개발되어 첫선을 보였는데, 꿰맨 솔기가 있는 등 처음에는 아주 조악했다. 이 제품이 세상에 얼마나 커다란 변화를 가져올지 당시 개발자들은 전혀 예측하지 못하였다. 그저 가슴 성형을 원하는 많은 여성을 위한, 수없이 많은 시도 중 하나로 인식되었을 뿐이었다.

실리콘은 값이 싸고 성형이 쉬우며, 부드러운 감촉을 낼 수 있어 인공유방 재료로서 최적이었다. 그러나 실리콘을 액체 상태로 인체에 그대로 주입하면 흘러내리고 이동을 하니, 봉지(bag) 속에 가둔 상태로 가슴에 주입하는 시도를 한 것이었고 결과는 대성공이었다.

세계 최초로 실리콘 겔 보형물 유방 수술을 받은 여성은 미국 텍사스의 티미 린제이였다. 그는 수술 결과에 대단히 만족해했으나 가슴이 단단해지는 문제(구축)에 봉착해 결국 재수술을 받았다.

이후 실리콘 겔 보형물을 사용하는 가슴확대 수술은 모든 시도를 압도하고 단박에 세계적인 핵심 미용 수술로 자리하게 되었다. 실리콘 겔 보형물은 그전까지 다른 수술 방법들이 극복하지 못했던 심각한 문제들을 전부 피할 수 있었다. 액체 실리콘이나 파라핀을 주입하는 때처럼 주입물이 주변 조직으로 퍼져서 육아종을 만들고 염증과 괴사를 일으키는 일도 없었고, 이물질이 주변 살로 이리저리 퍼지며 옮겨 다니면서 피부 바로 밑에서 만져지지도 않았다. 그러면서도 좋은 감촉을 주었다.

자가 지방을 이식하는 수술은 그 당시에도 많이 성행했으나 종종 흡수되고 볼륨을 제대로 유지하지 못했다. 실리콘 겔 보형물은 한결같은 볼륨을 유지하며, 문제가 있으면 완전히 제거할 수 있다는 것이 핵심적인 장점이기도 했다. 실리콘 겔 보형물 삽입 수술에 있어 초기의 핵심적 문제는 구축 현상이었다. 구축 현상은 결국 실리콘 겔 보형물을 둘러싸는 섬유성 조직들이 두껍고 강해지는 것인데, 이로 인해 가슴이 부드러운 촉감을 잃고 단단하게 느껴졌다.

구축과 더불어 보형물 백의 파열 역시 문제였다. 실리콘 겔을 담고 있는 외피 역시 실리콘이었는데, 이 외피는 부드러운 촉감을 주기 위해 얇게 만드는 경향이 있었고 이에 따라 초기의 제품은 파열과 누수가 매우 잦았다.

점차 실리콘 보형물의 외피(쉘)는 여러 겹으로 제작되고 파열을 막고 내구성을 지니도록 개선되었다. 내용물인 실리콘 겔은 한층 더 교차결합을 이루면서 끈끈하게 응집되어 외피의 파열이 일어나도 내용물이 물처럼 흐르지 않도록 제작했다. 1980년경에 들어서면서 실리콘 보형물은 점점 더 파열과 누수에 강하면서도 적절한 감촉을 유지할 수 있도록 개선되었다.

당시 미국 사회는 가슴 성형수술은 개인의 자유로운 판단에 따라야 한다는 목소리가 한편에 있었고, 다른 한편에는 성형수술, 특히 유방 보형물의 안전성을 우려하는 목소리가 동시에 공존하였다. 미국 FDA는 1991년 11월, 실리콘 유방 보형물 제조업체인 다우코닝이 제출한 자료가 이 제품의 안전성을 확실히 담보하지 못한다고 발표했고, 이어 유방 보형물의 판매가 금지될지 모른다는 여론이 급격히 확산했다.

그러자 이 보형물이 필요하다며 청원을 하는 미국 내 여성들의 목소리와 과연 보형물이 안전한 것인지 우려된다는 목소리가 동시에 높아졌다.*

그전까지 미국 사회는 성형수술에 대하여 "자기 돈을 갖고 자기 몸에 대해 무엇을 하건, 남이 관여할 바가 아니다" 라는 식의 분위기가 지배적이었다. 그러나 1990년대 초반부터 상황이 바뀌기 시작했다. 몇십 년간 무분별해 보이는 미용 성형수술이 마구 확산하는데도 공권력이 개입한 사례는 거의 없었다. 단지 언론에서 분석 기사를 내보내거나 민사소송이 진행되는 정도였을 뿐이다.

1991년, FDA는 보형물 제조사들에 대해 판매 전 승인 자료PMA data : Pre-market approval data를 제출할 것을 요구했다. 자료를 검토한 후 FDA의 자문 위원회는 실리콘 겔 보형물의 안전성과 효능을 입증할 과학적 증거가 부족하다며 한정된 경우(재건 혹은 재수술의 경우)에만 사용을 허가했다. 이외의 경우엔 자발적 사용정지 처분voluntary moratorium을 내린 것이다. 당시 위원회를 이끈 소아과 전문의 데이빗 케슬러는 패널을 지휘하면서 이런 결론을 도출했다. 사실 이 같은 결론은 어떤 과학적 근거도 없이 내

---

* 엘리자베스 하이켄 지음, 권복규·전진영 옮김, 『비너스의 유혹』, 문학과지성사, 2008, p.308.

성형수술, 정답은 없지만 원칙은 있어요

려진 조치였다.[*]

이를 'FDA의 실리콘 모라토리엄'이라고 부른다. 성형외과 역사를 통틀어 가장 유명하고도 중대한 사건이었다.

왜 1992년의 FDA 실리콘 모라토리엄이 중요한 사건인가? 첫째, 국가가 미용 성형에 대해 개입하여 개인의 자유를 제한했다는 점이다. 유럽과 남미의 경우는 비슷한 제품을 사용하면서도 이런 조치가 내려진 바는 없었다. 미국은 많은 수의 여성이 이미 실리콘 보형물을 삽입해서 몸에 지니고 있었고, 또 많은 여성이 실리콘 보형물 수술을 희망하고 있었다. 한편에서는 그에 버금갈 정도로 많은 여성이 이에 대한 우려와 비판의 목소리를 내고 있었다. 수많은 신문기자가 보형물의 안전성 문제를 이슈화하여 확인되지도 않은 내용으로 마구 기사를 써대고 있었고, 또 셀 수도 없을 만큼 많은 로펌의 변호사들이 보형물 제조 회사를 상대로 소송을 벌이려 하고 있었다. 이 점이 미국이 다른 나라와 구분되는 지점이었다.

FDA는 전국을 뒤덮는 언론의 '흔들어대기'를 무시할 수도 없었고, 영향을 받지 않을 도리도 없었다. 그로 인해 역사

---

[*] J.B Tebbetts, Augmentation Mammaplasty, Redefining patients and surgeon experiences. Elsevier, 2008. p.5.

상 전무후무한 사태인 '실리콘 모라토리엄'이 발생한 것이다. 이 조치의 문제는 실리콘 보형물이 류머티즘이나 자가면역질환 등을 유발한다는 확실한 논거가 없는데도 전격적으로 취해졌다는 점이다.

실리콘은 우리가 매일 입에 대는 스트로(빨대), 갓난아이들이 태어나자마자 입에 대고 빠는 공갈 젖꼭지, 분유, 껌, 섬유유연제 등 수많은 물질에 섞여 있고, 인체에 접촉하고 섭취하며, 체내로 매일 들어오고 나가고 있지만 그것이 전신적 부작용, 질병을 발생시킨다는 과학적 보고는 전혀 없다. 인공관절이나 인조혈관 등 다른 많은 인체 내 삽입 의료기기들에도 실리콘은 단골 원료 성분으로 포함돼 쓰이고 있지만, 그것에 대한 안전성을 이렇듯 혹독하게 검증시킨 예는 없었다.

오로지 실리콘 유방 보형물만이 "완전히 안전하다는 증거를 가져오라"라는 혹독한 요구를 받았다. 아마도 "해도 되고, 안 해도 되는 유방 수술"이라는 관념이 당시 FDA 위원들을 비롯해 많은 사람에게 공통으로 인식되었기 때문이 아닐까. 생명 유지와 치료를 위해 필수적인 기기가 아니라는 점이 인공유방 보형물의 차별화된 특징이니 말이다.

그러나 FDA위원회의 비과학적 결정만을 비판할 일은 아니다. 유방 보형물 사용 금지 사태는 제조업계와 의사들의 상업적 흐름에 제동을 걸었기 때문이다. J. B. Tebbetts의 책에 있는 내용을 인용해본다.

1992년의 유방 보형물 금지 사태는 지난 30년간 아무런 반성 없이 현실에 안주하고 제조사 의사들이 상업적 행동에 과몰입한 결과에 기인한 것이다. 이들은 선제적으로 보형물의 안전과 효능에 관한 핵심적이며 과학적인 데이터를 양산하려 애쓰지 않았다. 지난 30년간 모든 회사는 마케팅에만 신경 쓰고 비슷비슷한 제품들을 조금씩 변형시켜 발매하면서 "새로운" 제품이라고 소개하고 시장과 의사에게 매력적으로 보이게끔 하는 데만 골몰했다. 1963년부터 1991년까지 그 어떤 제품도 다수의 환자에 대하여 장기적 관찰 데이터를 수집하고 분석해내지 못했다. 그 결과, 많은 제품은 높은 파열률과 심각한 디자인상 결함, 의료 소송과 부정적 여론을 갖게 되었다. 환자들과 그들의 법률 대리인들, 그리고 FDA는 유방 보형물들이 이런 이력을 갖고 있고 시장에 유통되기 전에 충분히 검증되지 못했다는 점을 알게 되었다. 결국 FDA는 시장 출시 전 조사PMA data를 더 엄격하게 요구하게 되었고, 장기적이면서 많은 양의 조사 자료를 요구했다. 이러한 상황에서도 당시(1990년대 초) 제조사들과 의사들, 의사단체들은 대중과 FDA의 염려를 불식시키기 위한 과학적이면서도 효과적인 선제 조치를 하지 않았다. 만약 그러한 과학적 데이터 들을 준비하여 제시했더라면, 1992년의 실리콘 모라토리엄 사태 는 발생하지 않았을 것이다.*

1990년대 초반, 미국 사회에 실제 존재했던 양상, 즉 전문 가 집단은 그저 돈만 벌려 하고, 제조사들은 마케팅에만 신경 쓰고, 제품이 진정 '새로운' 것인지, 효능은 믿을 만한지에 대한 검증은 게을리하고, 의사들 또한 장기적인 데이터를 모아 안 전성을 연구하려는 노력을 회피한 그런 상황은 한국에도 예외 없이 판박이처럼 나타나고 있다.

한국의 상황

1990년대 초, 당시 한국의 보건당국은 미국 FDA의 결정 을 그대로 복사해서 갖다 붙이듯 똑같은 조치를 취했다. 유 럽과 남미 국가들은 실리콘 겔 유방 보형물을 금지하지 않았 는데, 한국만은 미국의 조치를 그대로 모방하여 적용했다. 인

---

* J.B Tebbetts, Augmentation Mammaplasty, Redefining patients and surgeon experi-
ences. Elsevier, 2008. p.p.6~7.

체 내 삽입 보형물의 안전성에 대해 엄격한 잣대를 대겠다는 것은 환영할 만하지만, 한국은 미국과 달라서 국내에 그러한 여론 형성도, 시민사회의 목소리도, 서구만큼 유방 성형 시장도 형성되어 있지 않은 상태에서 난데없이 FDA 결정을 그대로 복사해서 시행한 것이다. (물론 당시에는 지금과 같은, '식품의약품안전처'라는 완결적 독립 관청이 존재하지도 않았다.) 영문도 모른 채 이후 14년 동안 국내 성형외과에서는 식염수 백만 사용했다. 2006년 FDA가 실리콘 모라토리엄을 해제하여 실리콘 유방 보형물의 유통을 정상화하자 한국 보건당국 역시 미국과 똑같이 비슷한 시기에 유통을 재개했다. FDA의 조건들, 즉 21세 이상에서만 사용, 수술 3년 후부터 2년에 1회씩 MRI를 촬영해서 파열 확인을 해야 한다는 조건 등 단서 조항마저도 FDA의 그것과 똑같았다.

이런 보건당국–식약처(1998년 보건복지부 산하 외청으로 식품의약품안전청이 세워졌고 2013년 국무총리 직할의 처인 식품의약품안전처로 승격된다)가 난데없는 결정을 하는데, 2012년 FDA 근처에도 가지 못한 폴리텍의 물방울 타입 보형물을 전격적으로 국내 판매 승인한 것이다.

FDA의 조치를 그대로 모방해, 설립 이래 멘토르, 앨러간 양대 회사 이외의 제품을 수입한 적이 없던 그간의 태도를 갑자기 허문 것이었다. 폴리텍 보형물은 그 안전성과 효능에 대한 학술 논문도 거의 볼 수 없었고 세계적으로 사용량도 미미한 제품이었다. 자동차 수입에 비한다면 늘 벤츠와 BMW만 수입 허가해주던 당국이, 어느 날 갑자기 생뚱맞게 러시아나 터키산 승합차를 수입하기 시작한 것과 같다. 의사들조차 식약처의 승인 기준이 무슨 이유로 갑자기 바뀐 것인지, 무엇을 근거로 폴리텍의 물방울 타입 제품을 승인한 것인지 알 수 없었다. 승인 자료는 업체의 비밀이라며 식약처가 독점해서 열람하고는 어디에도 유포하지 않기 때문이다.

독일의 중소기업인 폴리텍 제품을 수입하는 회사(판매상)는 국내에서 '물방울' 모양의 보형물에 대한 독점적 공급권을 얻게 되었다. 2012년 당시 멘토르, 앨러간 양대 기업은 한국에 물방울 보형물을 공급하고 있지 못했다. 폴리텍 수입사는 엄청나게 비싼 가격에 이 제품을 국내에 풀기 시작했고 '대박'을 터뜨렸다(이에 대해서는 뒤에서 다시 설명하려 한다).

이후 대한민국 식약처는 실리메드, 세빈, 유로실리콘, 모티바, 벨라젤 등을 계속 승인해줘, 4년 만에 국내 유통 실리콘 보형물의 가짓수는 자그마치 8개가 되었다. 인공유방 보형물은 평생 보증life time warranty이 중요한데, 평생 보증은커녕 이 8개 회사 중 4개 회사가 이후 5년 사이에 국내 사업을 중단하거나 철수했다.

국산 메이커인 벨라젤이 2020년 11월 식약처로부터 판매 중단, 회수 조치를 받고 사업을 중단했으며, 실리메드는 경쟁에 밀리면서 몇 년째 수입을 중단한 상태이다. 폴리텍 수입사는 예상보다 이윤이 덜 난다며 사업을 완전히 접었고, 앨러간도 림프종 사태 이후로 국내 판매를 중단했다.

벨라젤은 인체 내 유해성 확인, 처리 절차가 진행 중이라 좀 더 지켜봐야 한다. 앨러간은 워낙 다국적 거대 회사라 보증을 지속한다고는 하지만 이미 그 보형물로 수술받은 환자들은 패닉과 우려 속에서 불안해하고 있다. 하물며 아예 워런티가 불가능하게 된 실리메드와 폴리텍의 경우를 보면 식품의약품 안전처의 행정에 의문을 표할 수밖에 없게 된다. 어째서 식약처는 이토록 많은 회사의 제품들을 짧은 기간(2012~2016년 사이에 6개 회사 제품을 승인) 동안 한꺼번에 허가해준 것일까? 혹시 그들이 부도덕하거나 부패해 업자들과 유착한 것은 아니었을까? 혹은 환자가 평생 지니고 있어야 할 인체 내 추적 대상 보형물들에 마땅한 관리 책임을 회피하는 것이었을까?

대한민국 인구수와 경제 규모를 고려하건대 유방 미용 수술에 관련해 이처럼 많은 회사가 난립해 판매 경쟁을 벌였을 때 그 양상이 어찌 될지는 불 보듯 뻔했다. 과당경쟁 끝에 도태되는 회사가 생길 수밖에 없는 것은 당연했는데, 해당 제품을 몸속에 삽입한 환자들은 사업 주체가 도산하거나 도피했을 시 어디서 보증을 받아야 하는지 아무런 대책이 없었다.

관련자들 모두가 입을 모아 우려했던 일이 실제로 벌어졌지만, 주무 부처인 식품의약품안전처는 이에 대해 일언반구도 없었다. 그들은 보증이 불가하게 된 제품을 사용한 환자가 정확히 몇 명인지에 대한 자료조차 없을 것이 뻔하다.

1) 폴리텍 보형물 사건

2012년 초, 폴리텍의 물방울 타입 보형물이 식약처 승인을 받고 정식 수입이 됐을 무렵, 국내에는 물방울 타입 보형물이 처음으로 수입되는 상황이었으므로 그 수입사는 턱없는 가격으로 병·의원들에 이 제품을 밀어 넣으려고 했다. 기존 실리콘 겔 보형물들(멘토르, 앨러간)의 공급가가 120~130만 원 정도였을 때 약 300만 원 정도 가격으로 공급한 것이다. 국내에서는 듣도 보도 못한 메이커의 보형물이 단지 '물방울' 형상이라는 이유만으로 엄청나게 비싼 값에 팔렸다. 병원들은 수술비를 기존의 보형물 수술보다 훨씬 더 높게 올려 받았다. 물론 당시의 국내 의사들은 '물방울' 보형물을 다뤄본 적이 전혀 없었고, 폴리텍 제품에 대한 어떤 학술적 자료도 보지 못했다. 이론적으로 물방울 타입 제품은 기존의 둥근 타입에 비해 회전이 발생했을 때 유방 모양을 변형시킬 가능성이 있었다. 그런데도 큰 병·의원을 중심으로 '진짜 물방울 보형물'이 들어왔다며 엄청난 광고가 쏟아졌다. 소비자들은 물방울이라는 명칭만으로 '자연스러울 것이다'라는 선입견으로 너도나도 물방울 수술을 받으려고 줄을 섰다. 그 결과, 소비자들은 자발적으로 폭리의 희생양이 되었고, 수입사는 즐거운 비명을 질러댔다.

당시 이 보형물로 수술한 환자들에게서 장액종(보형물 주변으로 체액이 고이는 현상)이 자주 발생하는 것을 발견하고 이에 관해 성형외과 학회의 여러 의사에게 질문했다. 다들 금시초문이라 했다. 누구도 폴리텍 보형물을 오랫동안 써보지 않았으므로 다들 몰랐다. 그에 대한 학술 데이터 역시나 없었다. 폴리텍 물방울 타입 보형물로 수술받은 환자들의 장액종 문제에 대해서는 이후 문헌에 보고가 되었다.*

---

* S. Marcelli, [Preliminary outcomes and comparison of polytechPOLYtxt® and MESMOsensitive® breast implants with focus on late seroma : Single-surgeon, retrospective cohort study on 621 consecutive aesthetic breast surgery cases], JPRAS, Jan11, 2021. Elsevier.

폴리텍의 텍스처드 쉘은 거친 편에 속하므로 인체 조직에 트라우마를 줄 수 있으나 앨러간의 텍스처드 쉘에 비하면 피막에 대한 유착능이 매우 낮았다. 이로 인해 보형물 표면과 피막 사이에서 잦은 마찰력을 행사하여 장액종이 생성되는 것으로 생각되었다. 당연히 유착이 안 되는 경우 보형물의 회전도 자주 생겼고 이는 유방 모양의 변형으로 이어졌다.

2012년 후반이 되면서 FDA 승인 보형물들인 멘토르와 앨러간에서 차례로 물방울 타입 보형물의 식약처 승인을 받아 국내 공급을 시작하게 되었다. 3번째 FDA 승인 보형물인 실리메드(시엔트라)에서도 물방울 타입을 수입했다. 이 제품들이 풀리면서 폴리텍 물방울 보형물의 시장 독점은 무너졌다. 보형물 공급가는 계속 하락했고 수술비도 떨어지기 시작했다.

어느 때인가부터 폴리텍 수입사의 영업책에 연락이 안 되기 시작했다. 업계에서는 폴리텍이 사업을 포기하였다는 소문이 횡행했지만, 자세한 경위를 확인하기까지는 시간이 오래 걸렸다. 이후 폴리텍의 수입사는 국내 판권을 반납했으며, 여러 소송에 휘말렸다는 이야기들이 돌았다. 폴리텍으로 수술받은 환자들의 보증이 불가능해진 것이다. 이런 상황에 대해 보형물을 관리하는 주무 부처인 식약처에서는 어떤 언급도 없었다.

인체 내 추적 대상 보형물은 가장 높은 차원의 관리와 감시를 요구하는 제품인데, 보형물을 삽입한 환자들이 추후 재수술을 하여야 할 상황에 놓였을 때 어찌해야 할지 어떤 기준도, 규제도, 시행령도 보이지 않았다. 식약처에 이런 문제로 전화를 하면 담당관들은 자꾸 이리저리 전화를 돌리면서 불편한 심기를 숨김없이 드러냈다.

폴리텍 사태는 대한민국에서 유방 성형에 사용되는 중요한 재료가 처음 승인되어 판매되고 이후 유통되며 마케팅하는 과정, 소비자에게 알려지고 품질이 관리되며 퇴출당하기까지 전 과정에 어떤 룰도, 원칙도 없다는 것을 많은 사람에게 똑똑히 알려준 사건이었다. '듣도 보도 못한' 제품이라 해도 최고로 비싼 값에 소비자들한테 팔릴 수 있고, 어떤 학술적 근거도 없이 수술을 유도하고 선전광고를 할 수 있으며, 가짜 의료 정보는 아예 길거리 약장수가 호객하는 것처럼 마구 유통이 되었다. 그 틈바구니에서 누구도 사실 확인과 관리 감독은 하지 않았다.

보형물의 부작용이 발생하고 재수술을 해야 하는 상황에 관한 정보는 쉬쉬하는 사이 카펫 밑에 숨겨졌고 의사들은 정확한 데이터를 오픈해 기록과 학술 자료를 발행하려 하지 않았다. 모두 어떻게 하면 그 제품으로 장사를 잘할 수 있을까만 고민했다. 그리고 제품 공급사가 사라지면 아무도 책임질 사람이 없었다. 국가도 병원도, 소비자를 외면했다. 병·의원들은 이러한 사건을 지켜보면서 어떻게 하면 이런 일이 발생하지 않도록 예방할 수 있을까를 고민하기는커녕 막장의 장사 아이디어를 도출하는 데만 혈안이 돼 있었다. 뒤에 '모티바 사건'에서 다시 언급하겠지만, 그것은 후에 또 다른 비극을 잉태하게 된다.

2) 앨러간 사태

앨러간의 텍스처드 쉘 표면은 1980년대 초반에 개발되었다. 미국에서 1987년경부터 활발히 판매되었고 수많은 논문이 작성되었다. 미국, 유럽, 남미 등 유방 성형수술의 주요 국가들을 물론 전 세계에서 가장 많이 판매된 보형물이다.

이 보형물은 처음 맥간Mcghan이라는 회사가 만들었고 상품명은 나트렐이었다. 나트렐 보형물은 멘토르와 함께 전 세계에서 가장 까다로운 미국 FDA 승인을 받은 업체로, 이들을 'Big 2'라고 부른다. 나머지 업체들은 사실상 세계 시장에서 존재감이 매우 떨어지거나 규모 면에서 로컬 업체 수준에 불과했다.

1960년대에 처음 등장한 실리콘 유방 보형물은 이후

1970~1980년대를 거치면서 꾸준히 개량되었다. 그동안 여러 가지 시도들이 있었지만 대부분 사장되었다. 그 가운데에는 콩기름을 보형물에 넣은 제품도 있었다. 그러던 중 BMSBristol-Myers-Squibb라는 회사가 폴리우레탄 폼을 실리콘 겔 보형물 표면에 코팅한 제품을 만들어냈다. 폴리우레탄 폼 코팅 실리콘 보형물은 그때까지 가장 큰 골칫거리였던 구축capsular contracture 발생이 거의 없음을 증명하였다. 혁신적인 결과이긴 했으나 곧 폴리우레탄 폼 문제도 발생하였다. 이 폼이 동물실험에서 발암물질을 발생시킬 수 있다는 우려가 제기된 것이었다. 미국 내에서 폴리우레탄은 곧 판매 금지되었다. (하지만 시간이 지난 후 FDA는 폴리우레탄 폼이 인체에는 발암성이 없다고 공식 확인하였다.)

미국 이외의 나라들에서는 폴리우레탄 폼 코팅 보형물들이 꾸준히 판매되었지만, 가장 큰 시장인 미국에서는 판매할 수 없었다. 이후 맥간사는 구축 발생률을 획기적으로 낮춘, 폴리우레탄을 흉내 낸 보형물 쉘을 개발했다. 실리콘 겔을 폴리우레탄 폼처럼 우툴두툴하게 처리해서 만들어낸 것이었다. 이것을 텍스처드 실리콘 겔 보형물이라고 부른다. 맥간은 이 제품에 '바이오셀Biocell'이라는 명칭을 붙였다.

많은 의사가 텍스처드 실리콘 겔 보형물이 매끈한 표면

의 실리콘 겔보다 구축 발생률이 낮다고 주장하기 시작했다. 이를 뒷받침하는 학술 자료도 많이 나왔다. 곧 멘토르와 그 외 보형물 업체들도 맥간의 텍스처드 기술을 흉내 내고 비슷한 것들을 만들어서 판매하기 시작했다. 정확한 통계는 없으나, 1990년대 전 세계 시장 상황을 고려할 때 텍스처드 보형물은 매끈한 표면의 기존 보형물을 능가할 정도로 시장을 장악하고 있었음이 틀림없다.

학계에서는 의견이 엇갈렸다. 어떤 의사들은 텍스처드가 확실히 구축을 줄여준다고 했고, 어떤 의사들은 보형물이 근육 아래에 있을 때는 텍스처드나 매끈한 보형물이나 차이가 없다고 했다. 또 다른 의사들은 어떤 경우에도 텍스처드가 구축을 예방하지 못하는 것 같다고 했다.

1997년, 미국의 키치 및 크리치 박사가 미국 성형외과의사회 발간 저널집 〈Plastic and Reconstructive Surgery〉에 서면 형식으로 보고서를 발표했다.* 이것은 정식 논문 형태가 아니었고 증례 보고 형식의 문서였지만 역사적으로 획을 그을 만큼 중요한 발표였다. 키치 박사가 보기에 실리콘 보형물 피막에서 발생한 것으로 보이는 악성종양이 발견되었다는

---

* John Keech Jr,Breavator J. Creech : Anaplstic T cell lymphoma in proximity to a saline filled breast implant, PRS, august, 1997, Vol100(2), p.p.554~555.

내용이다. 이는 악성 림프종으로 당시 항암 치료를 통해 완전히 완치되었다. 해당 보형물은 나트렐, 즉 맥간의 텍스처 쉘을 가진 식염수 백 보형물이었다. (맥간은 앨러간에 합병되기 전 나트렐 보형물을 만들던 회사의 명칭이다.)

당시 여론을 비롯해 수많은 의사의 관심은 오로지 실리콘 보형물 자체가 류머티즘 등 자가면역질환을 일으키느냐, 아니냐에 온통 집중되어 있었다. 아무도 키치 박사의 보고서에 관심을 두지 않았다. 그러나 2000년도를 지나가면서 이 희소한 암, 즉 텍스처드 보형물 둘레를 따라 생기는 피막 조직에 발생하는 암의 증례가 자꾸 늘어갔다. 성형외과 의사들은 처음에 이를 부정하려 했다. 실리콘 보형물이 인체에 암을 일으키지 않는다는 것은 너무나 많은 연구 조사를 통해 거의 팩트로 정립되어 그것을 뒤집는다는 것은 쉽지 않았다.

그러나 시간이 흐르면서 결국 의사들은 이를 인정하지 않을 수 없었다. 여러 증례가 점점 쌓이면서 앨러간(맥간)의 텍스처드 표면이 매우 희소한 형태의 악성 림프종과 연관이 있다는 사실을 역학적으로 부정할 수가 없었다. WHO는 마침내 2016년 BIA ALCL(유방 보형물 연관성 역형성 대세포 림프종)을 새로운 림프종으로 질병 카테고리에 올렸다.

맥간의 텍스처드 보형물이 1980년대 중반에 유통을

시작한 지 약 10년 만에 첫 사례가 보고되었고, 이로부터 15~20년이 지나서 비로소 확정적 질병으로 공식 인정된 것이다.

미국 성형외과의사회가 홈페이지를 통해 최근 보고한 바에 따르면, 2021년 1월 현재 전 세계적으로 BI ALCL 환자 수는 993명이다. 미국 내 환자가 355명이며, 한국에선 3명이 발견됐다. 이 병은 흔하지 않은 병이다. 또한 완전히 치료가 가능한 병이므로 치료를 회피하거나 거부하지만 않는다면 사망할 가능성은 매우 낮다. 2019년 4월, 프랑스 보건 당국(ANSM)에서는 앨러간(맥간)의 텍스처드 보형물 유통을 금지하고 리콜 조치했고, 곧 여러 유럽 국가들이 이 조치를 따랐다. 뒤이어 2019년 6월, FDA도 같은 보형물에 대해 자발적 리콜을 권고했다. 앨러간사에서는 이 조치에 즉시 반응해 텍스처드 보형물을 모두 회수했다.

한국에서는 2019년 8월 첫 림프종 환자가 확진되었다. 뉴스에 이 내용이 보도된 후 식약처는 그제야 부랴부랴 앨러간의 텍스처드 보형물 유통을 금지하고 환수 조치했다. 앨러간 보형물을 삽입한 여성들은 앨러간사를 상대로 소송에 들어갔고 이후 앨러간사는 유방 보형물 사업을 접었다.

한국의 BI ALCL 사태를 보면서 여러 가지 생각을 하게 된다.

첫째, 앨러간 텍스처드 보형물(바이오셀)의 림프종 연관성은 2016년 이후로 이미 의사들 사이에 잘 알려져 있었다. 이로 인해 앨러간 보형물의 사용량과 시장 점유율은 계속 떨어지고 있었다. 의사들이 앨러간 보형물의 모든 라인을 부정적으로 보기 시작했기 때문이다. 그러나 BI ALCL이라는 병에 관해 의사들이 적극적으로 언론 인터뷰를 하거나 선제적으로 앨러간 보형물 수술 환자들을 불러 이 병에 대해 설명하는 활동은 거의 없다시피 했다. 의사들은 앨러간 보형물에서 타사의 보형물로 마케팅 판촉 방향을 옮겨가서 유방 수술 시장에 타격이 오는 것만을 두려워했다. 환자들의 염려와 안전에 대한 배려와 조치는 늘 뒷전이었다. 바로 이런 행태로 인하여 국내 첫 BI ALCL 환자가 2019년 8월, 식약처를 통해 언론으로 알려지자 앨러간 보형물로 수술받은 수많은 여성의 혼란과 염려가 걷잡을 수 없이 퍼져나간 것이다. 미용성형에 종사하는 의사들은 협회를 이루고 있긴 하나, 이렇듯 중요한 문제에 대해서는 어떤 선제적인 집단행동도 도출하지 못했고 고스란히 환자들의 원망과 불신의 대상이 되었다. 첫 환자가 국내 발생하기 전에 앨러간 보형물 보유 여성들에게 이 병에 대한 메시지를 선도적으로 주어야 했다. 그러나 그런 활동이 전혀 없는 상황에서 첫 환자가 발생하고 그게 신문에서 먼저 터졌으니 문제가 커진 것이다.

둘째, 앨러간 '사태'가 발생하자 환자들의 염려로 인하여 오히려 신이 난 사람들이 있었다. 경쟁 판매사들이었다. 이들은 "우리 회사 보형물은 저런 일 안 생긴다"라며 앞다투어 판촉하는 데 여념이 없었다. 앨러간사의 바이오셀Biocell 표면이 BI ALCL의 발병과 가장 연관성이 크다고 밝혀진 것은 사실이나, 오로지 앨러간사 제품의 쉘 타입만이 림프종과 관련이 있다 할 수는 없다.

호주 시드니의 맥과이어 대학 교수진은 보형물의 표면 거칠기에 따라 세균의 증식이 촉진되며 이것이 악성 림프종의 발생과 연관되어 있다고 보았다.* 이는 이 희소한 림프종의 발병은 보형물의 표면이 거칠수록 더 많은 세균이 증식할 기회를 주고, 그에 대한 인체의 면역계 반응이 촉발됨으로써 림프구의 변형이 일어나며 결국 대세포 림프종으로 발병한다는 가설에 따른 것이다. 학계의 전반적 의견도 오로지 앨러간 텍스처드 보형물에서만 이 병이 발생하는 것이 아니고, 표면이 거칠면 모두 발생할 수 있는 것으로 수렴하고 있다.

---

* Phoebe Jones etc. : The functional influence of breast implant outer shell morphology on bacterial attachment and growth, Plast. Reconstr. Surg. 142:837, 2018.

그 발병률이 다를 뿐이다.

이렇게 되자 국내의 제품 수입사들은 앞다투어 자기들이 파는 보형물의 이름을 바꾸어서 '신분 세탁'에 들어갔다. 벨라겔은 쉘 표면에 약간의 돌기가 있는 '마이크로 텍스처드'라는 제품명을 '스무스 파인'이라고 바꿔서 출시했다. 제품은 달라진 게 없는데, '텍스처드'라는 말이 들어가면 판촉에 영향을 줄까 우려해 그 단어를 지운 것이 아닌가 의심할 수밖에 없다. 모티바는 앨러간 사태 이후로 '나노 텍스처드nano textured'라는 제품 쉘 표면의 명칭을 잘 안 쓰게 되었다. 이들은 앨러간으로 수술받은 환자들이 보형물을 제거하거나 교체하겠다며 병원으로 몰려들자 이러한 기회를 놓치지 않고 자사 제품으로 재수술하라며 마케팅에 열을 올렸다. 환자들의 불안한 심리를 이용해 이윤만을 취하려는 이런 움직임은 매우 우려스러운 일이었다. 그 어떤 판매사들도 자신들 제품에 대한 객관적 데이터를 수집하고 혹시 모를 부작용에 관한 연구를 하겠다는 뜻을 비추지 않았고, 오로지 얼마나 더 돈을 벌고 시장 지배력을 높일지에만 온 정신을 팔고 있었다.

셋째, 판매사들이 이렇게 신이 나서 제품 판매에 열을 올릴 수 있던 배경에는 거기에 적극적으로 동조해서 원팀으로 함께 움직인 미용 성형 병·의원들이 있었다. 병·의원들은 마치 이런 판매사들과 다리를 묶고 삼각 경주를 하는 동료와 같았다. 앨러간 보형물로 수술받은 여성들에게 이 병에 대해 정확히 설명해주고 염려를 가라앉히도록 하긴커녕, 사태가 나서 사람들이 불안해하자 그 심리를 이용해서 "○○보형물로 재수술하시면 안전하다, 이벤트가로 싸게 해주겠다"라는 식으로 판촉을 하는 데만 여념이 없었다.

BI ALCL은 아무나 걸리는 병이 아니다. 사실은 매우 희귀한 병에 속한다. 미국 국립 통합 암 네트워크(NCCN)에서 옥스퍼드 저널Oxford journal을 통해 발표한 2019 지침[*]에 따르면, 텍스처드 보형물로 수술한 지 1년 이상인 여성에게서 보형물 주변에 액체가 고이는 장액종 증세가 있거나 덩어리가 생겼을 때, 피부의 홍조나 궤양 등의 증상이 있을 때 초음파 혹은 MRI 검사를 하고, 장액종이 있다면 50cc 이상 흡인하고 덩어리가 있을 때는 떼어내 병리 검사를 받도록 하고 있다. 즉, 텍스처드 보형물을 갖고 있다고 해서 무조건 재수술을 받아야 하는 것은 아니며, 일정한 조건에 맞는 환자만 검사를 하고 검사상 문제가 없다면 어떤 조치도 하지 말라는

---

[*] Mark W. Clemens, etc. : 2019 NCCN consensus guidelines on the diagnosis and treatment of breast implant associated anaplastic large cell lymphoma, Aesthetic Surgery Journal 2019, 39(S1), S3~S13.

것이다.

그러나 병원들은 이런 지침에 대해 아랑곳하지 않았다. 다수의 병원이 앨러간 사태를 돈벌이의 수단만으로 생각하고 이 암이 피막에 생기는 암이라는 점에 환자가 불안해하는 것을 이용, 우리 병원은 "피막 전절제술", "앙블록 절제술"을 기술적으로 완벽하게 해낼 수 있다는 식으로 광고·판촉했고, 고가의 수술비를 받고 제거 수술이나 재삽입 수술을 하도록 환자에게 겁을 줘 수술을 유도하였다.

나는 앨러간 보형물을 거의 사용하지 않았기 때문에, 앨러간으로 수술받은 환자는 몇 명 되지 않았다. 그러나 외부에서 앨러간 수술을 받은 여성들이 걱정된다며 병원에 자주 방문하였다. 나는 환자들 대부분을 설득해 돌려보냈다. 어떤 여성은 내 말을 믿었지만, 어떤 여성은 믿지 않았다. 그들 중에는 이렇게 항의하는 사람들도 많았다. "왜 이런 위험한 시한폭탄을 갖고 사는 나한테 피막 제거를 안 해주겠다는 것인가요?" "다른 병원들에서는 다 어서 수술하라고 하는데, 왜 당신만 수술할 필요가 없다고 하나요?" "수술 실력에 자신이 없는 건 아닌가요?" 이런 의문들을 표하기도 했다. 학술적 근거를 갖춰 어떻게 설명하건, 환자들은 그 설명을 곧이곧대로 듣지 않을 것이었다. 그만큼 수많은 병원이 이 "위기"를

"돈 버는 기회"로 활용하려 적극적으로 선전 자료를 유포했고, 환자들은 그 자료들을 곧이곧대로 믿었다.

앨러간 사태는 한국 미용 성형 문화의 현주소를 적나라하게 드러낸 사건이다. 의사들은 환자를 생각해서 선제 조치를 하고 환자들이 근거 없는 불안에 빠지지 않도록 교육해야 할 의무가 있음에도 그런 일은 일절 하지 않았다. 오로지 상업적 이해관계와 비즈니스만 고려하였을 뿐이며, 이윤 추구의 과정에 속이 검은 판매상들과 항상 유착해 있었다. 그러나 그보다 더 심한 일도 일어나고 있었다.

3) 모티바 보형물 사태

2016년 6월, '모티바'라는 보형물이 한국 식약처의 판매 승인을 얻는다. 모티바는 당시 어떤 연구 논문도 출간된 바가 없었다. 단지 4년간의 자체 시험 성적서만 있었을 뿐이었다.

특이하게도 모티바는 미국에 본사를 둔 회사인데도 미국 내 판매 승인, 즉 FDA approval이 없었다. 항상 FDA를 곧 따낼 것처럼 한국에 선전하였지만, 런칭 후 5년이 지난 지금까지 여전히 FDA의 판매 승인을 받지 못한 상태에 있다.

2016년 승인 이전부터 모티바가 국내 몇몇 대형 성형외과 의원들과 담합하고 있다는 소문이 돌았다. 가슴 성형 쪽에서 브랜드 파워가 강하고 현금 동원력이 센 병원들이었다. 나중에 밝혀진 일이지만 한국 기업 전자공시 시스템(dart.fss. go.kr)에서 확인해본바, 당시 소문으로 들었던 대형 성형외과 병원 원장들 이름이 모티바 수입회사 주주 명단에 올라가 있었다. 소문이 그냥 소문이 아니었던 셈이다.

모티바 보형물은 2016년 국내 발매 이전부터 위 병원들을 중심으로 인터넷 광고가 엄청나게 쏟아졌다. 부작용 없는 보형물, 명품 프리미엄 보형물 등등 단점은 없고 장점만 있는 제품으로 소개하며, 지금껏 본 적 없는 엄청난 과대광고를 퍼부었다. 심지어는 FDA 허가가 없는데도 있는 것처럼 버젓이 광고했다.

이런 허위 광고로 소비자들에게 통해 한동안 소비자들은 모티바 보형물만 요구하고 찾았다. 판매사는 소비자의 관심을 끌어올려 놓고, 막상 연결된 몇몇 병원에만 제품을 공급해 희소성을 높였다. 처음에는 12개의 병원에만 공급하고 그 병원들을 "공식 지정 병원"이라며 홈페이지에 링크시켰다. (이는 추후 식약처로부터 불법행위로 처벌받아 15일의 판매 정지 처분을 받았다.)

이런 불법적 판촉 행위의 결과로 모티바는 수술비를 시중 가격의 2배 이상으로 끌어올려 폭리를 취했다.

공식 지정 병원들에만 공급하는 이유에 대해 모티바는 당시 '공급 물량이 달려서 모든 신청 병원에 주지 못하고 있다'라고 해명했으나 홈페이지에 공식 지정 병원을 올려놓고 "물량이 달린다"라고 해명한 것은 모순으로 볼 수밖에 없다. 공식 지정 병원 원장 중 2명은 모티바 코리아의 주요 주주였다.

이러한 대형 병원들이 마케팅력을 발휘해 '고가 수술'로 밀어주니 환자들에게는 이 보형물이 부작용이 없고 환상적인 결과를 가져오는 '명품'으로 인식되었다. 이후 모티바는 서서히 공급하는 병원을 늘려나가면서 가격을 통제해 국내 가슴 보형물 시장을 빠르게 장악하였다.

보형물의 국내 시장 점유율 가운데 모티바는 2016년 중반 출시 후 1년 만에 국내 시장의 4분의 1을 차지했다. 이후로 지금까지 모티바 보형물은 한국에서 '명품'이라는 입지를 굳히고 있다. 이런 이미지를 유지하고 병원과 판매사에 많은 돈을 벌어다 줄 수 있었던 이유는 많은 국내 의사들이 이 보형물이 "최고"라며 판촉을 계속했기 때문이다.

문제는 무엇인가? 어떤 보형물도 부작용이 0%일 수는 없다. 불가능한 일이다. 그런데도 주요 부작용이 전혀 없다는 허위 광고가 4~5년째 계속되고 있다. 이런 식의 광고는 의료법, 의료기기법 위반 소지가 있다. 소비자를 현혹할 수 있다. 실제 모티바 보형물 수술 후 부작용 사례 환자들은 이미 여기저기서 수시로 발생하고 있었다.

그런데도 한국에서 모티바 보형물을 이용한 수술비는 여타의 보형물 수술비보다 훨씬 비싼 가격에 시행되고 있다. 800만 원~1000만 원 선이다. 800만 원 미만으로 수술을 시행한다는 병원은 한 군데도 찾아볼 수가 없다.

모티바 보형물은 FDA approval을 얻지 못해 미주 지역에서는 팔리지 않는 보형물이다. 2020년 현재 중국에서조차 허가를 받지 못하여 중국에서 합법적 판매가 이루어지지 못한다. 게다가 이 보형물 관련 연구 논문 수는 멘토르, 앨러간, 시엔트라 등 주요 3사의 제품 관련 논문 수보다 황당하리만치 적다. 2018년 이전에는 아예 출간된 논문 수가 하나도 없었다. 이런 보형물로 하는 수술이 왜 그리 비싼 값에 시행되는 걸까? 외국에서도 그럴까? 조사해본 바 그렇지 않았다.

모티바 보형물로 하는 가슴 수술을 우리나라보다 훨씬 낮은 가격에 수술하는 병원들을 세계 곳곳에서 웹사이트 검색을 통해 매우 쉽게 찾을 수 있었다.

한국에서 모티바를 이용하는 수술비가 비싼 이유가 높은 품질 때문이라면, 그 품질을 증명할 수 있는, 아무도 반박하지 못할 연구 자료가 공개되어야 한다. 그러나 지금까지 모티바 보형물에 대해 결과가 좋다고 밝힌 몇몇 논문들은 그 저자가 모티바 회사와 특별한 관계에 있는 사람들(주주이거나, CEO의 친척이거나)로서, 그 이해 상충 요건에서 벗어나기 힘든 경우들이었다.

모티바 보형물의 안전성과 품질이 우월하다는 데 전 세계 의사 대다수가 합의하여 동의할 만큼 분명한 학술적 성과는 지금까지는 전혀 없다고 보는 것이 타당하다.

그렇다면 어째서 한국에서 시행되는 모티바 보형물 가슴수술은 유독 비싼 것일까? FDA approval을 갖고 있지도 못하고, 경쟁사 제품보다 우수하다는 논문도 몇 개 없고, 제조사의 역사도 짧고, 출시 후에 효과가 검증될 충분한 기간도 없었던 보형물인 처지에 말이다. 혹시 더 많은 이윤을 얻기 위해 한국의 몇몇 가슴 수술 병·의원들과 모티바 회사가 유착관계를 맺은 것은 아닐까? 보형물 수술 가격을 상호 간 담합하고 있는 것은 아닐까? 이런 의심이 들지 않을 수 없다.

에필로그

'진심의 소통'으로 이룬
성형의 문화

미용 의료에서도 직업적 숭고함은 중요하다

소비자들, 즉 여성들이 더 안전하고 장기적으로 좋은 결과를 보장받고 수술받도록 의학적·의료적으로 노력하는 것은 미용 성형을 하는 의사로서 당연한 책무이다. 미용 성형 의사들은 치료 의학 의사들처럼 환자의 생명을 지키고 살려낸다고 할 수는 없지만 사명감과 책임감이 없어도 된다고는 할 수 없다. 치료 의학을 하는 의사들에게는 인간을 향한 '소명 의식과 책임감'이 여기저기서 강조되고 히포크라테스의 선서도 윤리적으로 연결 짓는 사회적 압력이 늘 있는 데 반해, 미용의학을 하는 의사들에게는 '직업적 숭고함'에 대한 요구도, 어떤 도덕적·사회적 압력도 느껴지지 않는 게 현실이다. 이것은 정말 이상한 일이다. 미용의학을 하는 의사들의 수가 엄청나게 많은데도 소비자들, 나아가 사회 전체가 그들의 윤리적 상태에 관심이 없다.

이것은 애초에 "우리는 너희들한테 건강과 생명을 맡긴 적이 없다. 너희와는 그저 돈을 주고 기술을 제공받는 정도의 계약관계에 있을 뿐이다"라는 태도를 지닌다는 뜻이다. 물론 의술의 숭고함과 생명, 치료에 대한 사명감 등에 따라 치료 의학, 예컨대 신경외과, 흉부외과, 종양내과, 산부인과 의사들이 받는 정도의 무게를, 보톡스를 넣고 쌍꺼풀을 만드는 미용 의료를 행하는 의사들에게 부과한다는 것은 어색하게 느껴질 수도 있다. 그렇다고 해서 그것이 미용 의료 분과는 윤리와 생명에 대한 경외 등의 자세가 전혀 없어도 무방하다는 뜻이 될 수는 없다. 어쩌면 미용 의료에서는 더더욱 높은 윤리적 직업의식이 요구된다 말할 수도 있다.

돈을 주고 사람 몸에 어떤 세속적 욕구를 이뤄주려는 일을 맡긴다고 해서 미용 의료에는 오로지 세속적 계약관계만 성립하고 직업적 숭고함은 필요 없다고 말하면 곤란하다. 그 '일'의 범위가 사람의 신체이며, 그 내용이 인간의 몸에 칼을 대는 행위이기 때문이다. 깊은 사명감과 진지한 윤리적 고려가 없이는 절대 맡길 수 없는 일이다.

우리나라에서 자고 일어나면 의료사고가 터지고 그 원인을 제공한 것이 미용 의료를 하는 병·의원들이었던 이유가, 어쩌면 '소비자들'이 미용 의료계에 거는 기대와 관심이 그저 세속적 계약관계에 불과했고 직업적 숭고함에 대한 기대는 버렸기 때문은 아니었을까 생각한다. 그저 돈을 내면 주름살 좀 없애주고 쌍꺼풀을 만들어주는 일 정도로 여겨, 이 일을 미용실이나 마사지 스파에서 하는 일처럼 단지 기술 서비스적인 영역으로 보는 게 상식이 되었기 때문은 아니었을까? 의사들도 그런 사회적 인식에 물들다 보니, 공장형 수술이나 대리수술, 유령수술 같은 무서운 일들을 아무런 죄책감도 없이 행하게 된 게 아닐까?

하여 미용 의료에서도 '직업적 숭고함'을 더 강조하고, 의사-환자 간 관계를 더 회복해야 할 필요가 있다. 언젠가부터 미용 의료 쪽 의사-환자 관계는 판매자-소비자 간 관계처럼 자꾸 변질되었다. 미용 성형 병·의원들은 오로지 마케팅, 광고에만 집중해 소비자를 유인하느라 여념이 없었다. 미용 의료에 있어 '옳은 방향'은 돈을 버는 방향일 뿐이었다. 환자를 위한 방향, 환자의 중장기적 건강과 아름다움을 함께 도모하려는 방향이란 없었다. 그런 생각을 하는 의사는 진즉에 흔적도 없이 사라졌다.

즉 미용 성형 병·의원들은 더 아름다워지려는 여성들의 욕구를 충족시키는 데 있어 더 과학적이고 효과적인 방법을 모색하고, 또 환자들이 그릇된 방향으로 나가 아름다움과 건강을 해치지 않도록 교육하고 소통해야 할 의무를 저버렸다. 지금의 현실은 환자가 "이렇게 해주세요"라고 하면 무조건 "네"만 하는 병·의원들만 남은 것으로 보인다. "아뇨, 그렇게 해선 안 돼요"라고 말할 수 있는 병원은 거의 보이지 않는다.

의사들은 '책임, 사명'을 언급하면 매우 냉소적으로 반응할 것이 분명하다. 다들 자기 이익만 추구하고 있고 관련 법과 제도는 미용 분야에서 너무나 느슨하다. 소비자들, 여성들은 미용 성형 병원에서 수술을 받고 문제가 발생했을 때 금방 이런 실태를 깨닫게 된다. 성형수술 관련 온라인 커뮤니티들에서 "성형외과는 의사들이 아니라 장사꾼이 모인 곳"이라는 말이 나오는 이유도 거기에 있다.

미용 성형 영역은 굉장히 커졌고 큰 시장이 되어 있음을 부인할 수가 없다. 그러나 그 속에서 일어나는 수많은 문제점과 부조리함, 피해 상황들에 대해 그 규모에 걸맞은 단호한 조치들이 내려져야 할 때가 되었다. 의사들의 직능 단체와 환자들의 커뮤니티 또한 적극적으로 기존의 생각을 바꾸어야 한다. 그래야 의사들, 병·의원들도 유령수술, 대리수술, 업체 간 담합, 과다 진료, 허위 광고 등을 멈추고 환자-의사 간 관계를 회복해 합리적이고 상식적인 의료가 정착하게끔 변화해 나갈 것이며, 환자들도 미용 성형에 대한 왜곡된 인식에서 벗어나 사실에 근거한 성형을 꿈꿀 수 있을 것이다. 그럼으로써 미용 영역에서 뒤틀려 있는, 진실에 기반을 둔 소통이 제자리를 잡게 될 것이다. 부디 그렇게 되는 날이 빨리 오게 되길 소망한다.

- - - - - - - - -

성형에 대한 불편한 진실을 고발하다

강남순

텍사스 크리스천 대학교, 브라이트 신학대학원 교수
『페미니즘 앞에 선 그대』 저자

'성형 공화국'이라고 하는 한국에서, 미용 성형은 문제를 치료하고 건강을 모색하는 '의료행위'인가, 아니면 허영심을 부추기면서 이윤 창출만을 우선적인 목적으로 하는 '상업행위'인가. 저자는 이 책에서 '내부 고발자'이며 동시에 '대안 제시자'라는 두 가지 중요한 역할을 한다.

이 책은 성형에 대한 기존의 부정적인 통념 또는 지나치게 확대되어 이상화된 이해를 비판적으로 조명하면서, 미용 성형업계의 '성형 장사'를 하는 '불편한 진실'을 파헤치는 '내부 고발'의 역할까지 수행한다. 동시에 윤리적인 의료행위로서 미용 성형업계가 갖추어야 할 책임을 제시하고, 더 나아가서 탈정형화된 개별적 아름다움을 추구해야 하는 것의 의미를 제시함으로써 '대안 제시'의 중요한 역할을 해내고 있다.

인터넷을 통한 성형에 대한 허위 정보는 성형 수요자들을 위험에 빠뜨리곤 한다. 올바른 정보, 의료행위로서의 상담과 진료가 아니라 매출의 확대가 주목적인 성형 공화국의 현실이다. 미용 성형업계는 진료와 치료가 목적인 '의료행위'가 아니라, 이윤 확대가 주요 목적인 '상업행위'로 전락하고 있다.

이 책은 미용 성형업계가 지닌 문제점을 세밀하게 분석한다. 성형에 대한 상담 자체가 과잉 진료와 과다 수술로 이어지는 현실, 수술실 CCTV 설치를 반대하는 배경, 획일화된 미의 재생산, 과대광고를 통하여 사람들에게 왜곡된 미에 대한 환상을 심어주는 미용 성형업계의 현실을 누구도 부정할 수 없다. 다른 의료 분야에 적용되는 '의료윤리'가 성형 분야에는 거의 적용되지 않는 것은 심각한 문제라고 지적한다. 의료행위로서의 직업윤리의 부재는 미의 자본주의화, 의료행위의 상업화를 자연적인 것으로 확산하기 때문이다. 의료정보가 판촉 정보로 둔갑하고, 병·의원은 단지 업체로 전락하게 된다.

그렇다면 어떻게 해야 하는가. 이 책은 의료행위로서의 미용 성형계의 직업윤리 회복의 중요성을 강조한다. 그러기 위해서는 상담 과정에서부터 진료 행위에서 의료윤리가 적용되어야 한다. 미용 성형에 대한 왜곡된 이해를 바로잡고, 미에 대한 획일화된 욕망의 정체를 드러내면서, 개인들이 각기 지닌 '아름다움'에 대한 복합적 이해를 해야 함을 강조함으로써 대안 제시자의 역할을 성실하게 수행한다.

인간은 아름다워지고 싶어 한다. 이러한 욕구 자체가 문제가 아니다. 문제는 획일화된 미에 대한 이해, 그 획일성의 한 사람이 이미 지닌 아름다움의 측면, 자신이 이루고 싶은 고유한 개성에 대한 스스로 먼저 생각하는 것으로부터 출발해야 하며 미용 성형은 단지 보조 역할을 하는 것이다.

미용 성형수술은 외과 의사, 정신과 의사, 페미니스트들의 비판을 받아왔다. 각기 다른 관점에서 비판하지만, 이들 비판이 지닌 공통분모가 있다. 수술을 한 번 한 사람들은 '수술 중독'에 걸려서 지속해서 수술하게 만든다는 것, 그리고 미의 획일성을 수동적으로 받아들이게 한다는 것이다. 특히 페미니스트들은 남성중심적으로 구성된 여성의 아름다움의 기준에 여성이 자신을 맞추고자 한다는 점에서 '페미니즘과 성형은 함께 갈 수 있는가'라는 물음에 많은 경우 부정적인 반응을 하곤 했다. 그런데 논의가 심화하면서, 세분화한 접근의 필요성이 부각하기 시작했다. '정상적'인 미용 수술 환자와 '병적' 미용 수술 환자를 구분해야 한다는 것, 따라서 일괄적으로 미용 성형수술은 모두 '문제가 있다'라고 할 수는 없다는 것이다. 예를 들어서 유방암으로 유방절제 시술을 한 사람이 인공 유방을 시술한다고 해서 그가 무조건 '반反페미니즘적'이라고 치부할 수 있는가.

더욱 근원적인 문제는 '병적 환자'가 되어서 '수술 중독'에 빠지도록 하는 획일화된 미의 기준, 외모 차별주의 문화, 또한 그로 인한 불필요한 육체적 열등감의 내면화의 문제다. 이러한 문제를 악용하여 성형업계는 의료윤리는 부재한 대규모의 기업화로 전락하고 만다. 『성형을 생각하는 당신에게』는 수술을 결정하기 전에 먼저 '내가 왜 수술을 하고자 하는가'를 생각하고, 자신만의 독특한 미의 기준을 확고히 하기를 권한다. 그리고 '허위 정보, 과장된 정보가 아니라, 사실에 근거한 '진실한 정보'를 가지고 자신이 생각하는 신체적 '문제'를 신중한 검증과정을 거쳐서 진료받고 치료받기를 권한다.

페미니즘은 한 인간으로서의 여성이 스스로 자신의 아름다움을 유지하고자 하는 인간으로서의 욕구를 다양하게 표출하는 자유를 인정해야 한다. 페미니즘이 전개되기 시작할 때 여성은 긴 머리에 화장을 하고, 치마를 입으면 '반反페미니스트'라는 단순한 판단을 하는 예도 있었다. 그러나 이제 가장 중요한 것은 개별성을 지닌 한 인간으로서 여성 개개인의 독특한 취향이나 성향을 존중해야 한다는 것이다. 획일적인 기준으로 개인들을 평가해서는 안 된다는 것이다. 획일적인 평가는 가부장제 사회가 여성에 대한 고정관념과 기대치로 여성의 개별성이 무시되고 경시하던 억압적 측면을 반복하는 경우가 된다. 이제 '수술을 했는가 안 했는가'가 아니라, '왜 수술을 하는가'라는 물음이 더욱 중요한 것으로 등장한다. 미용 성형수술은 잡지에 나오는 영화배우나 모델처럼 되고 싶어서 하는 것이어서는 안 된다. 각 개인이 자신 스스로 자신의 몸에 관한 관심과 그 몸의 신체적 필요에 따라서 결정해서 해야 하는 개별성의 결정이 되어야 한다.

『성형을 생각하는 당신에게』는 특히 다음의 세 그룹의 독자들에게 도움이 된다. 첫째, 그 어떤 이유에서는 미용성형 수술에 대해 생각하는 사람, 둘째, 미용 성형수술 업계에 종사하는 의료진, 그리고 셋째, 미용 성형수술에 대해 '좋다·나쁘다' 또는 '불필요·필요'와 같은 극도의 단순한 이해를 하는 사람들이다.

이 세 종류의 그룹의 사람들에게 이 책은 성형수술이 '상업행위'가 아니라, 인간 생명 존중과 치료에 우선적 목적을 두는 '윤리적 의료행위'가 되어야 함을 역설한다. 미용 성형이 '좋다 나쁘다'라는 단순 접근에서 벗어나서, 다차원적인 이해와 접근이 요청된다는 것, 또한 '진실한 정보'와 '책임 있는 의료윤리'에 기반을 두고 아름다움에 대한 상업화된 획일성을 갖추는 것이 아니라, 각 개인의 고유한 개별성에 기반을 둔 아름다움에 대하여 다시 성찰하도록 돕는다. 미용 성형수술은 단지 보조적 진료와 치료가 그 목적일 뿐 잡지에 나오는 인물과 같은 사람을 그대로 복사하는 상업 도구가 아니어야 한다.

미용 성형업계가 미용 성형을 하고자 하는 이들의 인간으로서의 존중을 상실하지 않는 직업윤리의 회복하고, 의료 행위로서의 책임과 과제를 수행하기 위해서 과다치료, 유령수술, 대리 수술 또는 허위광고를 벗어나서 진실한 정보를 제공하는 미용 성형 병·의원으로 변화되어야 한다. 그때, 그동안 미형 성형업계가 행하여 온 무책임한 상업행위에서 벗어나서, 생명 존중과 진료가 그 우선적 목적인 의료행위로 새롭게 자리 잡게 될 것이다.